本书作者皆出身于具有百余年行医历史的中医世家——汤氏中医世家。汤氏中医世家的行医轨迹已载入哈尔滨建制百余年来第一部官修的"中医世家实录"《中医世家——哈尔滨市民间中医》一书。汤氏中医历经百余年的发展和沿革，伴随着中医药学的不断发展，在传承中不断创新和学习。作者在中医学临床、研究和学习的岗位上，总结实践经验，感悟行医之道，体会到中医药学的博大精深和神奇精妙，立志为中医药发展做出自己的贡献，故编写本书，希望可以为中医药学习者带来一些便捷。

# 新编七言归类药性歌括解

汤铁强　汤澜　汤咏　汤中正　编著

黑龙江科学技术出版社

图书在版编目（CIP）数据

新编七言归类药性歌括解 / 汤铁强等编著. —— 哈尔滨：黑龙江科学技术出版社，2019.4

ISBN 978-7-5388-9937-5

Ⅰ. ①新… Ⅱ. ①汤… Ⅲ. ①中药性味 – 方歌 Ⅳ. ①R285.1

中国版本图书馆 CIP 数据核字(2019)第 011773 号

新编七言归类药性歌括解

XINBIAN QIYAN GUILEI YAOXING GE KUOJIE

汤铁强 汤澜 汤咏 汤中正 编著

| | |
|---|---|
| 项目总监 | 薛方闻 |
| 责任编辑 | 焦 琰 |
| 封面设计 | 林 子 |
| 出 版 | 黑龙江科学技术出版社 |
| | 地址：哈尔滨市南岗区公安街 70-2 号　邮编：150007 |
| | 电话：（0451）53642106　传真：（0451）53642143 |
| | 网址：www.lkcbs.cn |
| 发 行 | 全国新华书店 |
| 印 刷 | 北京市通州兴龙印刷厂 |
| 开 本 | 880 mm×1230 mm　1/32 |
| 印 张 | 11.625 |
| 字 数 | 300 千字 |
| 版 次 | 2019 年 4 月第 1 版 |
| 印 次 | 2019 年 4 月第 1 次印刷 |
| 书 号 | ISBN 978-7-5388-9937-5 |
| 定 价 | 39.80 元 |

# 前言

很多不易学来的宝贵知识，是需要永不遗忘的，但实际上却很难做到。

根据笔者多年学习经验的总结发现，用歌谣、歌诀的形式学来的知识是不易忘记的，比如从小学到的儿歌、诗词，有的到老也不会忘。听到老中医们时常出口一套一套的歌诀，很是令人赞佩。明代龚廷贤的《药性歌括四百味》、清代汪昂的《汤头歌》以及清代《医宗金鉴》等古代医学著作，都是采用歌诀的形式，这些著作为中医药学传承发展做出了不可磨灭的贡献。

为了适应现代中医药学习、实践及应试等新需要，我们编撰了内容更为丰富、细致并含有现代中医药研用新知识的七言韵语歌诀《新编七言归类药性歌括解》。

此新编药性歌编入了482味常用中药，以归类的形式编辑，如解表类、清热类……补益类，并在每类中叙述归类及药味的歌诀和白话解。每味药歌虽七言四句，但内容全面，包括了性、味、归经（歌中每遇到脏腑名称即是其归经）、功效、应用。

白话解部分，力求内容简洁明了，语言通俗易懂，医学术语正规。借引了与药味相关的历代本草摘要，既是歌诀的理论根据，又能使学者了解到药味的历代本草理论和实践内容，对中医药学的传承具有指导作用和参考意义；通过现代中医药研究报道内容，使学者了解药味相关的现代研究新知识和临床应用新经验，对中医药创新有指导和参考价值。

此新编药性歌是根据和参照了现行中医药院校教材以及药典内容编写的，并经多次校验，知识内容准确。

时代在发展，科学在进步，中医药本身的开发与创新也取得了很多重要成果。此《新编七言归类药性歌括解》，大部分药味编入了比较重要的现代中医药研究报道新成果，符合了中医药传承创新发展需要。

总之我们编撰和出版此《新编七言归类药性歌括解》，是为了方便记忆和掌握中药更全面、更规范、更确切的药性，以及研用的新知识。愿能对学习中医药者有所帮助，为中医药传承创新发展贡献一分力量。

# 目录

新编七言归类药性歌括解

新编七言归类药性歌括解

4

# 一、解表药

## （一）辛温解表药

### 归类歌

辛温解表麻桂荆　紫苏羌活加防风
生姜白芷苍耳藁　胡荽辛夷薷柽葱

【麻黄　桂枝　荆芥　紫苏　羌活　防风　生姜　白芷　苍耳子　藁本　芫荽（胡荽）　石荽　辛夷　香薷　柽柳　葱白】

# 001  麻黄

**麻黄辛温归肺经　发汗解表咳喘平**
**温利膀胱腰上肿　肾上腺素相似情**

---

麻黄，味辛，性温，归肺、膀胱经，具有发汗解表、宣肺止咳平喘、温阳利水消肿等功效，用于外感风寒表实证、邪气壅遏致使肺气不宣而见咳嗽气喘、水肿腰以上肿甚者。现代中医药研究报道：麻黄含麻黄碱，具有松弛支气管平滑肌、收缩血管、升高血压及兴奋中枢作用，与肾上腺素相似，但较温和且持久。

**附：麻黄根**

麻黄根，为草麻黄、中麻黄或木贼麻黄的根及根茎。味甘，性平，具有止汗功效，用于自汗、盗汗等。

# 002  桂枝

**桂枝辛甘归肺心　有汗无汗皆可寻**
**通阳膀胱胸停饮　温经痹痛调妇人**

---

桂枝，味辛、甘，性温，归肺、心、膀胱经。具有发汗解表、通阳、温经等功效。有汗无汗的风寒表证皆可应用。用于痰饮阻遏阳气，饮停于肺、胃；膀胱气化不利的小便不利、水肿；胸阳不振的胸痛痞满等；风湿痹痛，尤以肩臂肢节疼痛为佳；

寒凝血滞、月经不调、经闭的妇女病证等。现代中医药研究报道：桂枝能刺激汗腺分泌，扩张皮肤血管，具有发汗解热的作用，又能促进唾液及胃液分泌，帮助消化，故有健胃作用（通阳、温经作用即可温胃）。尚有强心作用。此外还能解除内脏平滑肌痉挛，故能缓解腹痛。

## 003 荆芥

**荆芥辛温归肺肝　祛风解表透疹安**
**吐衄崩漏用炒炭　旺皮血行疮瘀散**

荆芥，味辛，性温，归肺、肝经。能祛风解表，外感风寒或风热表证，以及疮疡初起等均可使用；能透疹止痒，用于麻疹初起疹出不畅及风疹块等；炒炭能止血，用于吐血、衄血、崩漏等。现代中医药研究报道：此药还有旺盛皮肤血行、增强汗腺分泌、解除痉挛、促进疮癣组织的破坏和吸收作用，炒炭后能缩短出血和凝血时间等。

## 004 紫苏

**紫苏叶辛温归肺　梗下诸气和脾胃**
**风寒表证兼气滞　诸呕痞满蟹毒退**

紫苏叶，味辛，性温，归肺、脾、胃经，具发汗解表功效，用于外感风寒表证。叶、老茎及苏梗又皆有行气和中的功效，故用于风寒表证兼有脾胃气滞者尤为适宜。本品可用于诸种呕吐、痞满之症，所以也是临床上治疗妊娠呕吐、安胎的常用药。此外本品还能解蟹毒，用于食蟹中毒，见腹痛、吐泻等治疗。

## 005 羌活

**羌活解散风湿寒　辛苦温归膀胱肝**
**头身酸痛重湿偏　痹在上身冷缩挛**

羌活，味辛、苦，性温，归膀胱、肝经，具有发散风寒解表、祛风除湿止痛等功效，用于外感风寒表证、风寒湿痹等头身、关节、肌肉寒酸、湿重痹痛或冷感、挛缩感等以上半身偏重者尤为适宜。

## 006 防风

**防风辛甘痒痛痉　温归肝脾膀胱经**
**祛风要药润不燥　杆菌癣菌中热清**

防风，味辛、甘，性温，归肝、脾、膀胱经，是辛温解表药，故具有祛风解表、止痛、止痒、解痉的功效，用于外感风寒表证头身疼痛显著、风寒湿痹关节疼痛以风邪偏盛、风疹块及风疮疥癣瘙痒、破伤风牙关紧闭角弓反张等症；还用于肝脾不和的腹痛泄泻。防风为祛风要药,解表、止痛、止痒、解痉等功效无不反映它的祛风作用。但祛风药大多温燥,而防风温而不燥,故有"风中之润剂"之称。现代中医药研究报道:防风对多种痢疾杆菌及枯草杆菌有强烈的抗菌作用;对某些皮肤癣菌也有抑制作用;防风煎剂有中度解热作用。

## 007 生姜

**生姜发汗温肺咳　温中止呕脾胃和**
**痰去神明中恶醒　解毒升压血循活**

生姜,发汗解表药,味辛、性温,归肺、脾、胃经。还具有温肺化痰、温中止呕、开痰醒神、解毒的功效,用于外感风寒表证寒热头痛,鼻塞,痰多咳嗽,胃寒呕吐清水,中恶神昏,中风痰迷,半夏、南星、附子、乌头、鱼、蟹中毒等。现代中医药研究报道:生姜具有兴奋血管运动中枢、呼吸中枢、心脏,有升高血压、增强血液循环等作用。

## 008 白芷

**白芷辛温肺胃经　风寒痛痒脓肿痈**
**燥湿止带鼻窍通　大量厥麻小量兴**

白芷,味辛,性温,归肺、胃经。具有解表散寒、祛风止痛、止痒、消痈、排脓、燥湿止带、通鼻窍等功效。用于风寒感冒、头痛、前额眉棱骨痛、牙痛等；解蛇毒及风湿瘙痒症；疮疡初起；妇女带下；鼻渊头胀痛等。现代用医药研究报道：含白芷毒素，少量可兴奋呼吸中枢、血管运动中枢、迷走中枢及脊髓，出现呼吸增强、血压上升、脉搏徐缓与反射亢进，并见唾液分泌增加甚至发生呕吐；过量可致惊厥、麻痹。因此，少量可作为中枢兴奋剂，故对毒蛇咬伤后由于蛇毒引起的中枢神经系统抑制有治疗作用。

## 009 苍耳子

**苍耳苦温只归肺　鼻渊风寒湿痛痒**
**全株有毒肝损伤　出血昏厥肾衰亡**

苍耳子，味苦，性温，只归肺经。具有散风寒、通鼻窍、祛风湿、止痛、止痒等功效。用于风寒表证、鼻渊属寒者，风寒湿头痛、痹痛、皮肤湿疹疥疮瘙痒等。现代中医药研究报道：此植物全株有毒，以果实最毒，鲜叶比干叶毒，嫩枝比老枝毒。中毒症状重者肝脏受损出现黄疸，毛细血管通透性增高，有出血现象，甚则昏厥，呼吸、循环或肾功能衰竭而死亡。

## 010 藁本

**藁本温治寒湿盛　太阳膀胱痛巅顶**
**大寒犯脑连齿颊　一身风湿皆可摒**

藁本，是辛温解表药，故味辛，性温，归膀胱经。具有祛风胜湿，散寒止痛的功效。主要用于外感风寒、风湿所致的头痛及头风痛偏于寒湿盛者。《珍珠囊》说"治太阳头痛，巅顶痛，大寒烦恼痛连齿颊"者尤为适宜；《用药法象》："疗头面身体皮肤风湿"，即一身风湿皆可摒祛。

# 011 芫荽（胡荽）

**芫荽辛温透疹功　或感风寒复隐形**
**苹果酸钾 VC 醇　风寒头痛食不增**

芫荽（胡荽），味辛，性温，归心、肺经。属辛温解表药，具有发汗透疹的功效，用于小儿麻疹透发不畅或复感风寒有隐形不出者。现代中医药研究报道：芫荽含有苹果酸钾、维生素C、芳香醇等，还可用于风寒头痛、食欲减退等。

# 012 石荽

**石荽菊科用全草　辛温散寒通窍好**
**风寒感冒百日咳　鼻炎干粉或鲜捣**

石荽，是菊科植物石胡荽的全草，有别于伞科植物芫荽（胡荽），味辛、性温，归肺、膀胱经。具有散寒通窍的功效，用于风寒感冒、百日咳等，用于鼻炎可用干粉搐鼻或鲜草捣汁滴鼻。

# 013　辛夷

**辛夷别名木笔花　辛温肺胃风寒佳**
**镇静镇痛缩血管　鼻窍不通即用它**

---

辛夷，别名木笔花，味辛，性温，归肺、胃经。具有散风寒、通鼻窍的功效，为治疗鼻渊的常用药。现代中医药研究报道：辛夷有镇静、镇痛、收缩鼻黏膜血管作用。故鼻窍不通者（《本草纲目》中鼻窍不通："鼻渊、鼻鼽、鼻窒、鼻疮及痘后鼻疮"），就可以用它。

# 014　香薷

**香薷发汗解热长　祛暑化湿利水良**
**外寒内湿关肺胃　夏月用如冬麻黄**

---

香薷，味辛、性微温，归肺、胃经。具有发汗解表，能祛暑化湿，利水消肿，多用于夏季乘凉阴冷，外感于寒头痛无汗，内伤于湿腹痛吐泻，如香薷饮；亦用于水肿症。有"夏月之用香薷，犹如冬月之用麻黄"之喻。现代中医药研究报道：香薷含挥发油，有发汗解热的作用，并可刺激消化腺分泌及胃肠蠕动；经肾排泄时，因其对肾血管之刺激而使肾小球充血、过滤压增大而有利尿作用。

# 015　柽柳

柽柳之性辛甘温　外洗内服均透疹
风湿皮疹瘙痒熏　镇咳解热又抑菌

　　柽柳，味辛、甘，性温，归心、肺、胃经。外洗和内服都有透疹作用，风湿痹痛、皮疹瘙痒也可以煎汤熏洗。现代中医药研究报道：此药有镇咳、解热、消炎、抑菌作用。

# 016　葱白

葱白辛散温通汗　性善走串肿痛散
温阳寒疝利小便　蒜素杀菌胃肠健

　　葱白，味辛，性温，归肺、胃经。具有温通阳气、发汗散寒、消肿止痛散瘀等功能，用于外感风寒、疮痈肿痛、阴寒腹痛、寒疝、小便不利等症，内服外敷均可。现代中医药研究报道：葱白的挥发油中主要成分为大蒜辣素，对多种细菌及皮肤真菌有抑制作用。此外葱白还有发汗、解热、利尿、健胃、祛痰的作用。

# （二）辛凉解表药

## 归类歌

辛凉解表薄荷贼　升麻葛根菊蝉蜕
柴胡蔓荆淡豆豉　牛蒡桑叶浮萍配

【薄荷　木贼　升麻　葛根　菊花　蝉蜕　柴胡　蔓荆子　淡豆豉　清水豆豉（大豆黄卷）　牛蒡子　桑叶　浮萍】

# 017　薄荷

**薄荷凉肺风热疏　透疹利咽清头目**
**疏肝解郁配芍胡　促汗分泌还制腐**

　　薄荷，味辛、性凉，归肺、肝经。具有疏散风热、透疹利咽、疏肝解郁等功效，用于风热表证、风热头痛目赤、风热咽喉肿痛；本品还能疏肝解郁，用于肝气郁结证，常用少量的薄荷配伍柴胡、白芍使用，如逍遥散。现代中医药研究报道：薄荷油中主要成分为薄荷脑和薄荷酮，外用能使感觉麻痹，故有止痒止痛的作用。内服少量，有兴奋作用。因能刺激中枢神经，间接传导于末梢神经，使皮肤毛细血管扩大，促进汗腺分泌，有发汗解热作用。内服大量，能刺激脊髓，使反射功能麻痹，并能制止肠内异物发酵，有防腐作用。

# 018　木贼

**木贼草性甘苦平　疏散风热退翳功**
**硅鞣烟碱阿魏酸　止血化瘀调月经**

　　木贼草，味甘、苦，性平，归肺、肝经。具有疏散风热、退翳的功效，用于风热目赤、翳膜遮眼。此外本品还有止血化瘀的功效，既能止月经过多，又能消瘀血积聚。现代中医药研究报道：木贼含有硅酸盐和鞣质有收敛作用，从而对接触部位

11

有消炎、止血作用；含烟碱，影响心血管功能健康；含阿魏酸，有抑制血小板聚集及释放的作用。动物实验中中毒现象为四肢强直发冷，血液分析表明 B 族维生素缺乏，用大量 B 族维生素治疗可解毒，恢复正常。

## 019　升麻

**升麻入肺甘寒辛　发表透疹配葛根**
**胃火面丹口牙龈　脾虚气陷柴胡亲**

升麻，味甘、辛，性寒，归肺、胃、脾经。具有发表透疹的功效，用于小儿麻疹初起透发不畅，常配葛根等；具有清热解毒功效，用于胃火亢盛的疮疡、颜面丹毒、牙龈腐烂发臭或口舌生疮或咽喉肿痛等；具有升提中气的功效，用于脾虚中气下陷诸症，常配伍柴胡等。

## 020　葛根

**葛根甘辛平胃脾　解表透疹解热肌**
**热病渴饮阳虚泻　心脑血管糖降低**

葛根，味甘、辛，性平，归脾、胃经。具有解表、解热、解肌、透疹、生津止渴、升阳止泻等功效。用于外感表证发热（属风寒者，常配麻黄、桂枝，如葛根汤；属风热者，常配柴胡、黄芩，如柴葛解肌汤）；麻疹初期透发不畅或伴有发热口渴腹泻者；热病口渴引饮以及消渴病等；脾虚泄泻及湿热泄泻（葛根芩连汤）。现代中医药研究报道：葛根含大量淀粉及黄酮类成分，能扩张心脑血管，降低血糖，并有较强的解热作用。制成的葛根片，治疗冠心病心绞痛及眼底疾病有一定疗效。

# 021　菊花

**菊花甘苦肺热清　清肝平肝头目明**
**清热解毒消痈肿　眩晕泪出血压平**

---

菊花，味甘、苦，性微寒，归肺、肝经。具有疏散风热、清肝明目、清热解毒的功效。用于外感风热表证、肝火目赤肿痛及肝阳上亢头痛眩晕泪出、热毒痈肿等。现代中医药研究报道：菊花、野菊花有降血压作用。

# 022　蝉蜕

**蝉蜕衣咸微甘寒　肺肝风热哑痛咽**
**透疹退翳定惊痫　神经阻断横肌安**

---

蝉蜕，亦称蝉退、蝉衣、蝉壳，味咸、微甘，性寒，归肺、肝经。具有疏散风热、透疹、退翳、定惊痫的功效。用于外感风热表证、风热犯肺；麻疹初期透发不畅并见喑哑；小儿高热

13

惊痫（如急惊风），夜啼惊哭，以及破伤风抽搐（研末黄酒调服）等；风热引起的目赤、翳障，小儿麻疹后目生翳膜等。现代中医药研究报道：蝉蜕有镇静作用，能降低横纹肌紧张度，又能降低反射反应，并具有神经节阻断作用。动物实验表明，蝉蜕能对抗马钱子、可卡因及烟碱等引起的惊厥死亡，部分烟碱所引起的肌肉震颤。

# 023 柴胡

**柴胡微寒味辛苦 寒热往来疟疾主**
**疏肝利胆抗结核 升举中阳脱垂补**

柴胡，味苦、辛，性微寒，归肝、胆经。具有解表退热、疏肝解郁、升举中阳等功效。用于外邪在半表半里之少阳证寒热往来，以"引而出之，使达于表而外邪自散。"（《本草正义》）及疟疾等；肝郁气结之胸脘痞闷、胁痛及妇女乳房结块月经不调；中气下陷之脏器脱垂等证。现代中医药研究报道：柴胡有解热、利胆、预防脂肪肝和抗肝损伤的作用，对结核杆菌有抑制作用，并能抑制疟原虫生长发育。目前广泛用于流行性感冒、乙型脑炎以及出血热等；还用于肋间神经痛、胆囊炎、肝炎等病。

# 024  蔓荆子

**蔓荆子辛微寒苦　膀胱肝经风热疏**
**头疼昏暗多泪出　头风热寒加减除**

---

蔓荆子，味辛、苦，性微寒，归膀胱、肝经。具有疏风散热、止痛、清利头目等功效。用于风热头痛、风寒头痛随症加减，头风头痛随症加减，风热目赤肿痛或头目昏暗泪出等。

# 025  淡豆豉

**豆豉解表除懊侬　桑蒿煎泡豆发酵**
**辛甘苦寒肺胃调　风寒加葱热银翘**

---

淡豆豉，味辛、甘、微苦，性微寒，归肺、胃经。具有解表、除烦的功效。是以桑叶、青蒿水煎液（70~100克）浸泡大豆（1000克，俟吸尽后、蒸透、取出稍凉置容器中，用煎过的桑叶、青蒿药渣覆盖，闷使）发酵（至黄衣上遍时，取出除去药渣，洗净后，再置容器中闷15~20天，至充分发酵至香气溢出时，取出略蒸，干燥）而得。用于外感表证，因解表力弱，风寒者加葱白，风热者配银花、连翘、薄荷等；用于热病邪在气分见发热懊侬（胸闷烦躁不眠）常配栀子以散邪热除烦。

## 026　清水豆豉（大豆黄卷）

**黄卷清豉黑豆芽　味干性平脾胃家**
**胺碱嘌呤硅钙钾　暑湿温痹炎用它**

---

清水豆豉，亦称豆卷、大豆黄卷，是用黑大豆水浸湿润发芽，晒干而成。味甘，性平，具有解表化湿的功效，用于湿温或暑湿初期，发热有汗、胸闷身痛、苔腻等，常配藿香、佩兰、滑石、黄芩等同用。

## 027　牛蒡子

**牛蒡鼠粘辛苦寒　肺经风热胃肠斑**
**透疹解毒又利咽　诸肿脓毒水热痰**

---

牛蒡子，又名鼠粘子、大力子、恶实，味辛、苦，性寒，归肺、胃、大肠经。具有疏散风热、透疹、解毒、利咽的功效。用于风热表证，麻疹透发不畅，斑疹，以及各种肿疡脓毒、水肿、发热、痰饮等症。现代中医药研究报道：牛蒡煎剂对金黄色葡萄球菌有显著的抗菌作用，对皮肤真菌也有抑制作用，且有利尿、解热的作用。内服有解毒、消炎、排脓的功效。其叶，外用有显著的消炎镇痛作用。

## 028 桑叶

桑叶清肺苦疏风　寒凉清火肝阳平
味甘润肺又养肝　明目长发劳嗽宁

---

　　桑叶，味苦、甘，性寒，归肺、肝经。具有疏风散热、清肝明目、清肺润肺、平抑肝阳的功效。用于外感风热表证，风热外袭或肝火上炎、肝阴不足、肝阳上亢等证。《本草纲目》中云"治劳热咳嗽，明目长发。"

## 029 浮萍

浮萍辛寒透疹表　含钾碘溴草素高
发汗之力胜麻黄　利水之效捷通草

---

　　浮萍，味辛，性寒，归肺、膀胱经。具有解表透疹、利水消肿的功效。前人有"发汗之力胜于麻黄，利水之效捷于通草"的说法。现代中医药研究报道：本品含有醋酸钾、氯化钾、碘、溴，以及红草素、牡荆素、木犀草黄素等物质；具有强心利尿及微弱的解热作用。

# 二、清热药

## （一）清热泻火药

### 归类歌

清热泻火石知母　芦根花粉鸭跖竹
燥湿芩柏连栀子　苦参龙胆鲜夏枯

【石膏　知母　芦根　天花粉　鸭跖草（淡竹叶）竹叶　黄连　黄芩　黄柏　栀子　苦参　龙胆草　白鲜皮　夏枯草】

## 030　石膏

**石膏辛甘寒泻火　清肺清胃除烦渴**
**煅敛疮疹生肌肉　解热解肌管透妥**

石膏，味辛、甘，性寒，归肺、胃经。具有清热泻火、除烦止渴的功效，煅石膏有收敛疮疹、生肌、止血的功效。用于温热病邪在气分、肺实热、胃实火（胃火亢盛），以及疮疡溃后久不收口、湿疹津水等症。现代中医药研究报道：生石膏可抑制发热时过度兴奋的体温调节中枢，有强而快的减热（解热）作用，但不持久。由于石膏亦可抑制汗腺分泌，故在退热的同时并无发汗现象（故不归解表药，而是气分药）。生石膏内服，经胃酸作用，一部分变为可溶性钙盐而被吸收，使血钙浓度增加，从而抑制肌肉的兴奋性（解肌），起镇痛、镇痉作用，又能降低血管的通透性。

## 031　知母

**知母苦寒分肉毛　肺胃实热配石膏**
**滋阴降火兼润燥　骨蒸黄柏肾火消**

知母，分肉知母和毛之母。味苦，性寒，归肺、胃、肾经。具有清热泻火、滋阴、降火、润燥的功效。用于肺、胃实热及温热病邪在气分，常与石膏同用。用于肾阴不足的虚火偏亢，见骨蒸潮热、遗精、盗汗等，常与黄柏加入滋阴药中应用。也用于阴虚燥咳；肺热咳嗽、痰稠色黄；热病津伤所致的大便燥结等。现代中医药研究报道：知母浸膏对实验性发热有退热作用，而且作用持久。体外实验，对肺炎球菌和百日咳杆菌等有较强的抗菌作用。知母有镇静作用，能降低神经系统的兴奋性，例如配黄柏同用具有降低性神经兴奋性的作用。

## 032　芦根

**芦根寒泻肺胃火　黄痰脓血烦热渴**
**味甘生津不恋邪　止呕利尿药力薄**

芦根，味甘，性寒，归肺、胃经。具有清热泻火、除烦、止渴、止呕、生津、利尿等功效。用于肺热咳嗽、咳痰色黄及肺痈咳吐脓血；用于热病津伤烦热口渴；单味煎汁频饮或配姜汁、竹茹煎服用于胃热呕吐。此药甘寒，专清肺胃之热，且能生津，有味甘而不滋腻，生津而不恋邪之特点，故常用于热病邪在卫分、气分或热病后津伤口渴，但药力薄弱，多做辅助药用。

## 033　天花粉

**花粉微苦甘寒酸　肺热胃燥咳渴干**
**消肿排脓疮痈毒　蛋白引产恶瘤安**

天花粉，味微苦、甘、酸，性寒，归肺、胃经。具有清热泻火、生津止渴、润燥止咳、消肿排脓的功效。用于肺热燥咳、热病津伤口渴及消渴病等；用于疮疡痈肿等一切疮家热毒，未溃者可消肿，已溃者可排脓（无论未溃或已溃，均以热毒甚者为宜）。现代中医药研究报道：从天花粉中提取的有效成分天花粉蛋白，制成针剂肌肉注射、静脉滴注或羊膜腔内注射，用于中期妊娠引产，能使胎盘绒毛膜滋养细胞变性坏死而引起流产。

## 034　鸭跖草（淡竹叶）

**鸭跖甘寒鲜品良　清热利尿肺膀胱**
**温热病发热不退　湿热下注淋涩尝**

鸭跖草，味甘，性寒（以鲜品为良好，也称淡竹叶、竹叶菜，但为鸭跖草科草本植物，不同于禾本科草本植物淡竹叶，更不同于禾本科木本植物竹叶），归肺、膀胱经。具有清热、利尿的功效。用于温热病发热不退、湿热下注见小便淋漓涩痛及水肿属热性者。

## 035　竹叶

**竹叶木本甘淡寒　心胃火亢口疮善**
**热病伤阴渴热烦　淡竹草本利小便**

竹叶，来源于木本淡竹（与淡竹叶名词上容易相混，但实为两物，科属不同，竹叶在《神农本草经》中已有记载，淡竹叶则始载于《本草纲目》，明代以前有关方剂中所用的竹叶不是淡竹叶）其味甘淡，性寒，归心、胃经。具有清热除烦的功效。用于热病或热病伤阴余热未尽的烦渴，以及心火亢盛的口舌生疮等。淡竹叶，为草本植物（不是此淡竹的叶），也具有清热除烦、利尿的功效，用于热病烦热及口舌生疮、小便不利等。

## 清热燥湿药套歌

036 黄连　037 黄芩　038 黄柏
039 栀子　040 苦参　041 龙胆草　042 夏枯草

清热燥湿皆苦寒　只是枯草能辛散
泻火解毒功同言　泻痢湿温疮黄疸
长泻心胃主黄连　也清大肠肝火酸
解疮疡毒或外用　降压抗菌小檗碱
黄芩清肺大肠善　心肝胆火胎热安
甙素解热抑菌毒　利尿降压肝炎煎
黄柏清肾骨蒸汗　膀胱大肠瘘症软
小檗降压抑杆菌　真菌滴虫钩螺旋
栀子清心利肝胆　解毒凉血疮肿斑
外敷跌打炭止血　内仁表皮姜呕烦
苦参利尿杀虫专　肠痢肝黄肾尿难
滴虫杆菌真菌癣　心律失常早搏连
龙胆肝胆实火炎　下焦湿热皆清管
头目耳胁高热搐　淋痛阴肿带下疸

22

新编七言归类药性歌括解

## 夏枯草性辛苦寒　清肝散结瘰瘤痰
## 痢结杆菌球溶链　降压总因无机盐

清热燥湿的药(燥湿芩柏连栀子、苦参龙胆鲜夏枯)皆是味苦、性寒的，只是其中的夏枯草还味辛具有散结作用，因属于清热泻火类，故泻火解毒是它们功效的共同之处，皆可用于泄泻、痢疾、湿温病、疮疡、黄疸等证。其中：

黄连，归心、胃、大肠、肝经，具备清热燥湿药的共同功用(清热燥湿、泻火解毒的功效，用于泄泻、痢疾、湿温病、疮疡、黄疸等证)，长于清泻心胃二经之火，也清大肠湿热以及肝火犯胃呕吐吞酸等。用于热毒疮疡可内服或外用。现代中医药研究报道：黄连的主要有效成分为小檗碱(黄连素)，有广谱抗菌作用，对痢疾杆菌、金黄色葡萄球菌及溶血性链球菌作用最强，还有利胆及降压作用。

黄芩，归肺、大肠、心、肝、胆经。具备清热燥湿药的共同功用(清热燥湿、泻火解毒的功效，用于泄泻、痢疾、湿温病、疮疡、黄疸等证)，长于清肺热，大肠湿热，效果好，也用于心、肝火、邪在少阳胆经等证，还有清热安胎功效，用于胎热所致胎动不安。现代中医药研究报道：黄芩主要成分有黄芩苷、黄芩素等，具有解热、降压、利尿、抑菌、抗病毒等药理作用。体外抑菌试验，黄芩对伤寒杆菌、痢疾杆菌、绿脓杆菌、百日咳杆菌、葡萄球菌、溶血性链球菌、肺炎双球菌、皮肤真菌、流感病毒等有抑制作用。黄芩苷还有降转氨酶的作用，用于肝炎降转氨酶有一定效果。

黄柏，归肾、膀胱、大肠经。具备清热燥湿药的共同功用（清热燥湿、泻火解毒的功效，用于泄泻、痢疾、湿温病、疮疡、黄疸等证），长于清泻肾火，用于肾阴不足、虚火上炎的骨蒸潮热、盗汗、遗精等；以及用于下焦湿热诸证，如小便淋漓涩痛、妇女赤白带下、阴部肿痛、足膝肿痛或痿软无力及下部湿疮等。现代中医药研究报道：黄柏主要有效成分是小檗碱，体外实验对金黄色葡萄球菌、肺炎球菌、白喉杆菌、草绿色链球菌、痢疾杆菌、人型结核杆菌、某些皮肤真菌、阴道滴虫、钩端螺旋体等抑制或有效。还有显著持久地降压作用，和对血小板的保护作用。

栀子，归心、肝、胆经。具备清热燥湿药的共同功用（清热燥湿、泻火解毒的功效，用于泄泻、痢疾、湿温病、疮疡、黄疸等证），既清气分解毒、泄热除烦（热轻烦闷栀子豉汤）（热盛神谵黄连解毒汤），又清血分凉血、止血化斑，所以可用以热毒引起的各种疮疡肿毒、血热出血发斑。亦可外用治疗外伤出血及鼻衄。生栀子研末，面粉、黄酒调敷，用于跌打损伤、扭伤见局部青肿疼痛者效果显著。《本草备要》："生用泻火，炒黑止血，姜汁炒治烦呕，内热用仁，表热用皮。"

苦参，归大肠、肝、肾经。具备清热燥湿药的共同功用（清热燥湿、泻火解毒的功效，用于泄泻、痢疾、湿温病、疮疡、黄疸等证），其功偏于清热利尿、杀虫止痒，用于湿热内蕴的小便不利，湿疮、疥癣、麻风等多种皮肤病，以及妇女白带、阴部瘙痒（滴虫性阴道炎）等，既可内服，亦可煎汤外洗。现代中医药研究报道：苦参对结核杆菌及各种皮肤真菌有抑制作用，又有利尿、抗滴虫作用，还有抗心律失常、早搏的作用。

龙胆草，归肝、胆经。具备清热燥湿药的共同功用（清热燥湿、泻火解毒的功效，用于泄泻、痢疾、湿温病、疮疡、黄疸等证）。《药品化义》说："专泻肝胆实火，主目痛颈痛，惊痫邪气，小儿疳积，凡属肝经热邪为患，用之神妙。其气味厚重而沉下，善清下焦湿热，若囊痈、便毒、下疳及小便涩滞。男子阳挺肿胀，或光亮出脓，或茎中痒痛；女人阴瘫作痛，或发痒生疮。以此入龙胆汤治之，皆苦寒胜热之力也。以能除胃热，平蛔虫，盖蛔得苦即安耳。"即，下焦的湿热的淋、痛、阴肿、带下，以及涉及肝胆经的头、目、耳、胁部症状，高热、抽搐等皆可应用。

夏枯草，也同样是具有清热燥湿药的苦寒之性，但味辛，在清热燥湿药中独具"散"之性，归肝经，故有清肝火、散郁结之功效，用于肝火上炎的目赤肿痛、目珠疼痛及头痛、头晕等（包括高血压病属于肝火上炎或肝阳上亢者），常配菊花、决明子、黄芩等；痰火郁结的瘰疬、痰核、瘿瘤，可单独煎服，或配伍贝母、牡蛎及昆布、海藻，以化痰软坚散结。现代中医药研究报道：夏枯草，体外实验，对痢疾杆菌、结核杆菌、葡萄球菌、溶血性链球菌等有抑制作用。其煎剂中所含的总无机盐，对动物实验有降压作用；临床观察夏枯草对高血压患者能降低血压和减轻伴随症状。本品用于肺结核、传染性肝炎、急性痢疾等，都有一定疗效。近年来亦试用于肿瘤，现制剂夏枯草颗粒、夏枯草膏，用于甲状腺各种肿块均有明显疗效。

# 043　白鲜皮

**白鲜皮归脾胃经　苦寒清热燥湿风**
**湿疮疥癣风疹痹　黄疸茵陈有良功**

---

　　白鲜皮，味苦，性寒，归脾、胃经。寒能清热、苦可燥湿，故具有清热燥湿、泻火解毒的功效，同时还有祛风之力。多用于湿热引起的疮毒、疥癣、风疹、丹毒、风湿痹痛等证；在用于湿热黄疸时，与茵陈同用，即有良好功效。现代中医药研究报道：白鲜皮水浸剂对多种致病真菌均有不同的抑制作用，并有解热作用。

# （二）清热解毒药

## 归类歌

清热解毒金银公　连翘青板白头翁
射干漏马土茯苓　穿心白蔹四季青
蚤休拳参半枝边　垂盆大青紫地丁
马齿豆根地锦秦　红藤败酱荞鱼腥
白花白毛鸦天葵　龙葵凤尾葎白英
马鞭虎耳翻中黄　鬼针蛇莓猪殃殃

（金银花　蒲公英　连翘　青黛　大青叶　板蓝根　白头翁　射干　漏芦　马勃　土茯苓　穿心莲　白蔹　四季青　蚤休　拳参　半边莲　半枝莲　垂盆草　紫花地丁　马齿苋　山豆根　地锦草　秦皮　红藤　败酱　金荞麦　鱼腥草　白花蛇舌草　白毛夏枯草　鸦胆子　天葵子　龙葵　凤尾草　葎草　白英　马鞭草　虎耳草　翻白草　人中黄　鬼针草　蛇莓　猪殃殃）

# 044  金银花

**金银二宝忍双花　甘寒疏散肺胃佳**
**热病血痢痈肿夏　细菌病毒皆用它**

　　金银花，别名银花、二宝花、忍冬花、双花。味甘、性寒，归肺、胃经。是清热解毒药，故具清热解毒的功效，又疏散风热。用于外感热病，邪在肺卫；热入气分或营血等证。以及热毒痈肿、热毒血痢、暑热证。现代中医药研究报道：金银花对多种细菌和病毒均有不同程度的抑制作用，如葡萄球菌、链球菌、肺炎双球菌、伤寒杆菌、副伤寒杆菌、大肠杆菌、绿脓杆菌、百日咳杆菌、霍乱弧菌、人型结核杆菌；流感病毒；铁锈色小芽孢癣菌等皮肤真菌；钩端螺旋体等。

# 045  蒲公英

**蒲公英善治乳痈　苦甘寒消瘰疮疔**
**诸菌病毒螺旋体　肝黄胃热淋尿清**

　　蒲公英，味苦、甘，性寒，归肝、胃经。具有清热解毒的功效，又消痈散结、利湿通淋。用于热毒痈肿，尤以乳痈为主，可单味煎服，捣敷，或配伍银花、紫花地丁等清热解毒药。还用于瘰疬及其他疮、疖、疔等热毒诸证，"煎药方中必不可缺此《本草正义》（1920·张山雷）"。现代中医药研究报道：

对多种细菌、病毒以及钩端螺旋体有杀灭和抑制作用。本品还有清热利尿作用，用于淋病、湿热黄疸等。

## 046 连翘

连翘清疏似金银　金球杆菌效不寻
消痈散结苦泄胆　疮家圣药寒清心

连翘，味苦、性寒，归心、胆经。其清热解毒、疏散风热的功效类似金银花，为温热病及热毒疮痈等常用。用于外感热病、邪在肺卫，或热入心包、邪在营分。又有消痈散结的功效（《本草正义》载"连翘，能散结而泄化络脉之热。《神农本草经》又叫《本经》治瘰疬、痈肿疮疡、瘿瘤结热，故以诸痛痒疮皆属于热，而疏通之质，非特清热，亦以散其结滞也。"）。用于热毒痈肿、瘰疬等，有"疮家圣药"之称（《本草摘要》·《珍珠囊》载"连翘之用有三：泻心经客热，一也；去上焦诸热，二也；为疮家圣药，三也。"）现代中医药研究报道：连翘在体外的抑菌作用与金银花大体相似，金银花对沙门氏菌属，特别是伤寒杆菌以及溶血性链球菌的抑制作用超过连翘，而对痢疾杆菌、金黄色葡萄球菌的抑制则以连翘为好。连翘能抑制结核杆菌的生长，对小白鼠实验性结核病有疗效。果皮中所含的齐墩果酸，有强心、利尿作用。

## 047　青黛

**青黛咸寒能平肝　热毒血妄温毒丹**
**惊痫口眼耳牙疳　靛玉红当马利兰**

青黛，味咸，性寒，归肝经。具有清热解毒、凉血止血的功效。用于热毒的湿疹、黄水疮、温毒发斑、丹毒；肝火偏亢，血热妄行的吐血、衄血、肝火犯肺的痰中带血，可单味或配伍应用。也用于热毒炽盛的惊痫、口疮、咽喉肿痛、烂弦风眼、耳疳、牙疳等症。现代中医药研究报道：应用青黛口服治疗慢性粒细胞性白血病有一定疗效。从青黛中提取的有效成分靛玉红，临床实用表明疗效与当前治疗慢性粒细胞性白血病的首选药物马利兰相当，并有长期服用毒性小的优点。

## 048　大青叶

**大青苦寒金球链　温病高热衄血斑**
**心胃热毒黄汗疸　丹毒口疮痈肿咽**

大青叶，味苦、性寒，归心、胃经。具有清热解毒、凉血消斑的功效。用于温热病高热不退，或邪入营血的神昏谵语、出血发斑；心胃热毒的黄汗、黄疸，及丹毒、口疮、痈肿、咽喉肿痛等症。现代中医药研究报道：菘蓝、马蓝的叶，对金黄色葡萄球菌、溶血性链球菌有一定抑制作用。

# 049　板蓝根

**板蓝性功似大青　大头瘟毒面丹红**
**痄腮烂喉疮肿痈　多种病毒染流行**

　　板蓝根，是菘蓝的根。性味、功效，跟大青叶相似。常用于温热病高热，发斑，大头瘟（颜面丹毒），痄腮、烂喉丹痧及疮痈肿毒等。现代中医药研究报道：大青叶、板蓝根在目前虽然尚未见其有抗病毒的实验报告，但临床用于流行性感冒、流行性腮腺炎、乙型脑炎及传染性肝炎等多种病毒感染疾病，有一定疗效。

# 050　白头翁

**白头苦寒凉血功　大肠热毒菌痢脓**
**温虐疝痛百节痛　阿米巴原杀滴虫**

　　白头翁，味苦、性寒，归大肠经。具有清热解毒、凉血治痢的功效。用于热毒菌痢的痢下赤白，或下鲜血；温疟，疝气腹痛、百节痛等。现代中医药研究报道：白头翁对绿脓杆菌、金黄色葡萄球菌、枯草杆菌、痢疾杆菌有抑制作用；大剂量能抑制阿米巴原虫滋养体生长；在体外能杀灭阴道滴虫。有一定的镇静、镇痛及强心作用（地上部分）。

31

# 051  射干

**射干苦寒肺热痰　咽喉肿痛醋捣含**
**强抑真菌制病毒　易泻脾虚不用嫌**

　　射干，味苦、性寒，归肺经。具有清肺热、消痰、利咽的功效。用于肺热咳嗽气喘痰多者，随寒、热症配伍他药；用于咽喉肿痛以肺经有热、痰涎壅滞者为宜，可单用，如《医方大成》治喉痹不通，以本品捣汁含咽，或以醋研汁噙，涎出即可。现代中医药研究报道：射干含射干定、鸢尾苷、鸢尾黄酮苷等，对常见致病性真菌有较强的抑制作用，对外感及咽喉疾患中的某些病毒也有抑制作用，并有抗炎、解热及止痛作用。

# 052  漏芦

**漏芦通胃咸寒苦　活血消肿又下乳**
**凉血解毒脓未成　补血排脓生无阻**

　　漏芦，味咸、苦，性寒，归胃经。具有清热解毒、活血消肿、下乳汁的功效。用于热毒痈肿脓未成者，以及乳汁不下、乳房胀痛欲成痈者。《药性歌括四百味》（明代龚廷贤）言其有补血排脓、生肌长肉的作用，意在补血和排脓都有助于顺畅生肌。

## 053　马勃

马勃辛平清肺金　风热咽痛咳失音
尿素甾醇氨酸磷　外伤止血又抑菌

---

马勃，味辛、性平，归肺经。具有清热解毒、清肺利咽的功效。用于风热犯及肺经有热的咽喉肿痛、咳嗽、失音等症。外用可止血，可直接用马勃粉撒敷创口。现代中医药研究报道：马勃含有马勃素、尿素、麦角甾醇、亮氨酸、酪氨酸、大量磷酸钠，有止血、抑菌作用。

## 054　土茯苓

土茯苓平疗梅毒　甘淡渗利关节毒
阴痒带下湿疮毒　助肝解汞棉酚毒

---

土茯苓，味甘、淡，性平，归肝经。具有清热解毒、渗湿热、利关节的功效。用于梅毒，或梅毒因服用汞剂而至肢体关节拘挛者；又治风湿痹痛及湿热疮毒、阴痒带下淋浊，其效也好。现代中医药研究报道：土茯苓含生物碱、挥发油、乙糖类、鞣酸、甾醇等，能解汞毒，并能明显拮抗棉芬毒性。近年来用于防治钩端螺旋体病，也有一定疗效。

## 055 穿心莲

**穿心莲寒味苦极　心肺胃肠一见喜**
**温热毒肿湿热痢　提高白胞吞噬力**

穿心莲，味极苦、性寒，归心、肺、小肠、大肠经。别名：一见喜。具有清热解毒的功效。用于温热病发热、热毒痈肿、毒蛇外伤、湿热痢疾等症。现代中医药研究报道：动物实验，穿心莲内酯、新穿心莲内酯，均有抑制和延缓肺炎双球菌或溶血性链球菌（乙型）所引起的体温升高作用。而体外抑菌试验，未见明显抑制作用。经药理研究表明，穿心莲能提高白细胞对细菌的吞噬能力，这可能是它治疗感染性疾病的主要原理。

## 056 白蔹

**白蔹性味辛苦寒　心火疔疮胃火减**
**痈肿瘰疬儿惊痫　烫伤溃疡外敷敛**

白蔹，味辛、苦，性寒，归心、胃经。具有清热解毒、消肿止痛的功效。用于火热毒邪所致的疔疮、痈肿、瘰疬、小儿惊痫等症；烫伤以及溃疡病，直接研末外敷，皆可起到生肌敛疮的作用。现代中医药研究报道：白蔹含黏液质和淀粉等。还有抑菌作用。

# 057　四季青（冬青）

冬青解毒凉活血　苦涩寒原儿茶酸
心管肺肾大肠炎　溃疡烫伤感染安

　　冬青，是四季青的别名。味苦、涩，性寒，归心、肺、肾、大肠经。具有清热解毒、凉血活血的功效。用于感冒发热、肺热咳嗽、咽喉肿痛、泄泻痢疾、淋病等，以及烫伤、下肢溃疡、麻风溃疡的感染和预防感染等均有良好的疗效。《本草图经》："烧灰，面膏涂之，治皲瘃（冻疮）殊效，兼灭瑕疵。"。

　　《本草述钩元》"之风散血，消肿定痛，治头目昏痛，诸恶疮肿。盱疮溃烂久者，以水煮叶，乘热贴之，频频换易。口舌生疮或舌胀肿痛，取叶捣汁，含吐涎神效。"现代中医药研究报道：四季青提取出来的四季青素（原儿茶酸），体外实验对绿脓杆菌、大肠杆菌、伤寒杆菌、痢疾杆菌、产碱杆菌、枯草杆菌及金黄色葡萄球菌，均有不同程度的抑制作用。

　　四季青治疗烫伤是民间的宝贵经验，从1969年以来的研究实践证明，四季青对烫伤有满意疗效，特别是对绿脓杆菌感染引起的败血症等发生率有了明显的下降。剂型的不断改进，也进一步提高了疗效。由于本品有广谱抗菌作用，临床上用于多种感染疾病，如呼吸、消化、泌尿系统、败血症、伤寒及下肢溃疡、麻风溃疡的创面感染，以及五官、妇产及外科的感染等。其注射液静脉滴注治疗血栓闭塞性脉管炎，以及提取物原儿茶醛注射液（冠心宁针剂）静脉滴注治疗冠心病心绞痛，均有较好的疗效。

## 058 蚤休

蚤休微苦寒心肝　　消肿定痛定惊痫
化脓球菌胜黄连　　蛇毒组胺不痉挛

　　蚤休，味微苦、性寒，归心、肝经。具有清热解毒、消肿定痛、熄风定惊的功效。用于痈肿疔毒、毒蛇咬伤，内服外敷均可；用于热病抽搐、小儿惊风、癫痫等。《本草纲目》"七叶一枝花，深山是我家，痈疽如遇着，一似手拈拏。"

　　《本经》"主惊痫，摇头弄舌，热气在腹中，癫疾，痈疮，阴蚀，下三虫，去蛇毒。"现代中医药研究报道：蚤休对多种痢疾杆菌、伤寒杆菌、副伤寒杆菌、肠炎杆菌、大肠杆菌、副大肠杆菌、金黄色葡萄球菌、溶血性链球菌、脑膜炎双球菌有抑制作用，其中对化脓性链球菌的抑制能力较黄连强。其水煎剂有一定平喘作用，对组胺所致的豚鼠支气管痉挛有明显保护作用。

## 059 拳参

拳参苦心肝大肠　　痢疾痈肿蛇咬伤
寒凉内外止血强　　煎汤含漱治口疮

　　拳参，味苦、性微寒（凉），归心、肝、大肠经。具有清热解毒、凉血止血的功效。用于痢疾、热毒痈肿、毒蛇咬伤、血热妄行的多种出血及外伤出血，也可煎汤含漱治疗口疮。现代中医药研究报道：拳参的渗滤液与明胶制成的"止血净"1号，用于动物实验的股动脉切断、肝剪口、脾脏切除等出血，均有一定止血效果。在体外对金黄色葡萄球菌、绿脓杆菌、枯草杆菌、大肠杆菌等均有抗菌作用。

# 060　半边莲

半边甘寒肾心胃　　痈肿外敷蝎蛇虺
利尿持久癌腹水　　氯钠排增降压随

---

半边莲，味甘、性微寒，归肾、心、胃经。具有清热解毒、利水消肿且持久的功效。用于热毒痈肿及毒虫咬伤；腹水及水肿。还有抗肿瘤作用，用于胃癌、肝癌、直肠癌等。《本草纲目》"治蛇虺伤，捣汁饮，以渣围涂之。"《生草药性备药》"敷疮，消肿毒。"现代中医药研究报道：半边莲含生物碱、黄酮苷、氨基酸、果糖、羟基苯甲酸、延胡索酸、琥珀酸等。有持久的利尿作用，使氯化物及钠排量增加而降压；对神经系统的作用似烟碱但弱；呼吸兴奋作用、中枢抑制作用、轻泻作用、利胆作用、凝血作用、抗蛇毒作用、抗菌作用、抗溃疡作用、抗癌作用等。

# 061 半枝莲

**半枝性能同半边　归肾心胃辛不甘**
**活血抗癌瘀毒散　急粒白胞可抑安**

　　半枝莲的性微寒，以及清热解毒、利水消肿的功效跟半边莲相同，也归肾、心、胃经，但味辛而不同于半边莲的味甘。也用于热毒痈肿、毒虫咬伤，腹水及水肿；也有抗肿瘤、活血作用，肝脾肿大及肝癌、肺癌、胃癌等。《中药大辞典》："清热解毒，散瘀，止血定痛。治吐血，衄血，血淋，赤痢，黄疸，咽喉疼痛，肺痈，疔疮，瘰疬，疮毒，癌肿，跌打损伤，蛇咬伤。"现代中医药研究报道：半枝莲含红花素、异红花素、草素、甾醇、苷、酮、硬脂酸、儿茶酸、香豆酸、生物碱、多糖等。

　　有抑菌作用；解痉祛痰作用；半枝莲调节免疫作用；抗肿瘤作用，对急粒白细胞的抑制率大于75%；醇制剂对移植性小鼠的肉瘤180、艾氏腹水癌、脑瘤22有抑制作用。在肿瘤组织培养液内对从人体采取的直肠癌、结肠癌等癌组织均有抑制作用；水煎剂对培养稳定宫颈癌细胞株分离的HeLa细胞有破坏作用。此外，还有利尿、降压、抗栓、增透（诱发迟发型变态反应）等功能。

# 062　垂盆草

**垂盆甘淡微寒酸　肝心内服外用鲜**
**痈肿烫烙蛇虫伤　急慢肝炎降转氨**

---

垂盆草，味甘、淡、微酸，性微寒，归肝、心经。具有清热解毒的功效。用于痈肿疮疡、烫伤、毒蛇咬伤等，内服或鲜品剂量加倍捣汁饮服，外用鲜品捣烂外敷。现代中医药研究报道：用于急性肝炎及迁延性肝炎、慢性肝炎活动期，对降低血清转氨酶有一定作用。《纲目拾遗》："消痈肿。""治诸毒及烫烙伤，疗痈，虫蛇蛰咬。"

# 063　紫花地丁

**紫地丁寒凉血毒　苦泄辛散心肝入**
**疗痈阳毒及蛇咬　杆球真钩可敷服**

---

紫花地丁，味苦、辛，性寒，归心、肝经。具有清热解毒、凉血的功效。用于热毒痈肿、疗疮，属阳毒者为佳；还可用于毒蛇咬伤等。现代中医药研究报道：紫花地丁，既有食用价值，又有药用价值。干物富含蛋白质、可溶性糖、氨基酸、多种维生素及钙、锌、铁、铜、锰、钡、锶、铬、钼、钴等多种微量元素，炒、汤、和面蒸、和米粥均可。含有苷类、黄酮类、蜡等，对多种球菌（结核菌、痢疾杆菌、金黄色葡萄球菌、肺炎

球菌）、皮肤真菌及钩端螺旋体有抑制作用。清热、消肿、消炎。《本草正义》："地丁专为痈肿疔毒通用之药……然辛凉散肿，长于退热，惟血热壅滞，红肿焮发之外疡宜之，若谓通作治阴疽发背寒凝之证，殊是不妥。"

# 064  马齿苋

**马齿酸寒杀菌虫　血痢大肠湿疹痈**
**去甲肾素漏子宫　维甲乙丙视力清**

---

马齿苋，味酸、性寒，归大肠经。具有清热解毒、杀虫、收敛的功效。用于湿热毒邪所致的泄泻、痢疾、痈肿、丹毒、湿疹等证，内服、鲜品捣敷、水煎外洗均可。孟诜："湿癣白秃，以马齿苋膏和灰涂效。治疳痢及一切风。敷杖伤。"《本草正义》："马齿苋最善解痈肿热毒，亦可作敷药。"现代中医药研究报道：马齿苋含大量的L-去甲肾上腺素、多巴胺及少量多巴，有镇痛、消炎、杀菌、止痒、收敛的功效。对各型痢疾杆菌、伤寒杆菌、金黄色葡萄球菌、某些致病性真菌（1:6水浸剂）有抑制作用。对子宫平滑肌有明显的兴奋收缩从而起止血的作用，用于崩漏下血、产后流血、功能性子宫出血有一定疗效。还有增强肠蠕动及利尿作用。含有维生素A、B族维生素、维生素C等多种维生素，并有明显的抗组织胺和收缩血管的作用，故也用于维生素缺乏性皮肤病，敷洗治疗一切急性渗出性皮肤病、荨麻疹及目赤翳障、视力不清等。

# 065 山豆根

**豆根苦寒泄降明　实热壅肺咽肿疼**
**两广豆根苦参碱　白血癌瘤抑制呈**

山豆根，味苦、性寒，归肺经。苦降、寒清，具有清热解毒、利咽消肿的功效。用于实热蕴肺，热毒蕴结的咽喉肿痛，以及乳蛾喉痹、齿龈肿痛、口舌生疮等症，是治疗咽喉肿痛的常用药，有"醋磨含咽，追涎即愈"的说法，重症者配伍射干、玄参等。《本草图经》："含之咽汁，解咽喉肿痛极妙。"现代中医药研究报道：广豆根（广东、广西）含苦参碱、氧化苦参碱、臭豆碱，有抗癌作用，对子宫颈癌、肉瘤－180、艾氏腹水癌均呈抑制作用；对白血病白细胞有抑制作用；能抑制胃酸分泌，对实验性溃疡有明显的修复作用；还有抑菌、升高白细胞、抗心律失常等作用。

# 066 地锦草

**地锦辛寒入肝肠　泻痢肿痛抗菌强**
**凉止出血敷刀伤　或合白头可除黄**

地锦草，味辛、性寒，归肝、大肠经。具有清热解毒、凉血止血的功效。用于湿热泄泻、痢疾、痈肿疮疡、出血、刀伤等证。合白头翁使用治痢疾；《上海常用中草药》《江西民间草药》《乾坤生意秘韫》等书、方载有"治黄疸"内容。《本草纲目》："主痈肿恶疮，金刃扑损出血，血痢，下血，崩中能散血止血，利小便。"现代中医药研究报道：地锦草鲜汁、煎剂及浓缩乙醇提取液对多种致病性球菌及杆菌有明显的抗菌作用。分离的地锦草素，抗菌更强。

## 067 秦皮

**秦皮苦燥肠湿热　寒清肝经目赤火**
**痢疾带下用收涩　利排尿酸祛痰咳**

秦皮，微苦、性寒，归大肠、肝经。具有清热解毒、燥湿（收涩）的功效。用于湿热泄泻、痢疾、肝热目赤肿痛、妇女带下等症。现代中医药研究报道：秦皮含秦皮素、秦皮苷、马栗树皮素、马栗树皮苷、鞣质、皂苷等。有抑菌、消炎、镇痛、利尿、促进尿酸排泄及止咳祛痰的作用。《药性论》："主明目，去肝中久热，两目赤肿疼痛，风泪不止；治小儿身热，作汤浴。"

## 068 红藤

**红藤大活大血藤　活血祛瘀消肿痈**
**苦平行肝乳房病　跌打损伤妇闭经**

红藤，又名大活血、大血藤。味苦、性平，归大肠、肝经。具有清热解毒消痈、活血祛瘀的功效。用于肠痈、乳房结块肿痛、跌打损伤、妇女血滞经闭等。现代中医药研究报道：红藤煎剂对金黄色葡萄球菌、乙型链球菌有极敏感的抑菌作用；对大肠杆菌、绿脓杆菌、甲型链球菌、卡他球菌、白色葡萄球菌均有高敏感抑制作用。

## 069　败酱

**败酱寒治肠痈名　辛苦活血祛瘀脓**
**产后肝热瘀腹痛　镇精神病善肝功**

　　败酱，以善治肠痈而闻名。味辛、苦，性微寒，归大肠、肝经。具有清热解毒排脓、活血祛瘀的功效。用于肠痈脓已成者、产后瘀滞腹痛等。现代中医药研究报道：败酱含齐墩果酸、多种皂苷、生物碱、鞣酸、挥发油等，有抑菌、抗病毒作用。动物实验表明，黄花败酱的醇浸出物有显著的中枢镇静作用。用于以失眠为主要症状的神经衰弱及精神病，有较好疗效。《中华人民共和国药典》1977版载有败酱片（眠尔宁片），就是黄花败酱的根茎的浸膏片。败酱还有促进肝细胞再生、防止肝细胞变性、改善肝功能的作用。

## 070　金荞麦

**荞麦寒苦肺痈服　民间效方单味服**
**瓦罐隔水蒸汁服　支气管炎结核服**

　　金荞麦，味苦、性寒，归肺经。具有清热解毒、消痈散结的功效。用于肺热咳嗽诸症，尤以肺痈为常用，可单味煎服或入瓦罐隔水蒸汁服，也可配其他清肺化痰药用；还用于痢疾。原是治疗肺脓肿的民间有效单验方，现代中医药研究报道：金荞麦含有香豆酸、阿魏酸、黄酮、蛋白质中含丰富的赖氨酸、铁、锰、锌、镁等微量元素，丰富的维生素和可溶性膳食纤维、烟酸、芦丁，能增强巨吞噬细胞的功能（而巨噬细胞数不增），有解热、抑菌（体外实验无明显抗菌作用，但对金黄色葡萄球菌的凝固酶、溶血素及绿脓杆菌内毒素有对抗作用）、祛痰、抗癌等作用，临床证实确有疗效，并扩大应用于支气管炎、支气管扩张及肺结核、扁桃体周围肿、肺腺癌、宫颈癌等疾病。

## 071　鱼腥草

**鱼腥辛寒肺热清　消痈排脓痔肛肿**
**湿疹小便热淋痛　草素抑菌慢宫颈**

鱼腥草，味辛、性微寒，归肺经。具有清热解毒、消痈排脓、利尿通淋的功效。用于肺热咳嗽、肺痈、热毒痈肿、痔疮、脱肛红肿、湿疹，以及热淋、小便涩痛等症，内服外用，水煎或鲜品捣外洗敷。现代中医药研究报道：鱼腥草的有效成分为具有鱼腥气的挥发油（故不宜久煎）——鱼腥草素（即癸酰乙醛），对流感杆菌、金黄色葡萄球菌、卡他球菌有明显抑制作用。现在已人工合成鱼腥草素，制成片剂与注射液，治疗呼吸道感染；还有外用片剂治疗慢性宫颈炎。

## 072　白花蛇舌草

白花蛇舌心胃肠　痈肿癌瘤蛇咬伤
甘寒苦利湿热淋　激网内皮吞噬强

　　白花蛇舌草，味甘、苦，性寒，归心、胃、大肠经。具有清热解毒、利湿通淋的功效。用于肠痈、痈肿、肿瘤、毒蛇咬伤、热淋等症，煎服或外敷。现代中医药研究报道：白花蛇舌草有抗肿瘤作用，在体外对急性淋巴细胞型、粒细胞型、单核细胞型及慢性粒细胞型的肿瘤细胞有较强的抑制作用；体外实验抗菌不明显，但在体内能刺激网状内皮系统增生和增强吞噬细胞活力，以达抗菌作用。近年来用于治疗胃癌、直肠癌、食管癌等多种癌症。

## 073　白毛夏枯草

白毛夏枯草寒苦　肺热痰咳喘气粗
清肝凉血止衄吐　痈肿外伤可外敷

　　白毛夏枯草，味苦、性寒，归肺、肝经。具有清热解毒、化痰止咳、凉血止血的功效。用于肺热咳嗽、气急、咽喉肿痛、咳吐衄血、外伤出血等；也用于热毒痈肿，内服、外敷皆可。

# 074　鸦胆子

**鸦胆截虐滴虫杀　大肠休息阿米巴**
**腐蚀赘疣抗肿瘤　极苦寒伤内脏家**

鸦胆子，味苦、性寒，归大肠经。具有清热解毒、截虐、杀虫、外用腐蚀的功效。用于急、慢性休息痢（阿米巴痢），疟疾（间日疟为好），赘疣鸡眼，耳鼻喉息肉等症。（阿米巴痢15~18粒，一日3次、连服7天；或20粒加入1%碳酸氢钠溶液200毫升中浸2小时后去鸦胆子做保留灌肠，每1次。也可内服灌肠交替使用。疟疾7~12粒，一日3次，连服5~7天。）本品用仁入药，味极苦，内服易引起恶心呕吐、腹痛腹泻等消化道反应，更不宜煎服，否则恐伤内脏组织器官。现代中医药研究报道：鸦胆子含生物碱和一种羟基羧酸，及脂肪油、皂化物、类苦木素的苦味成分（鸦胆子苦醇、苦烯等）等，有较强的抗癌活性。鸦胆子能杀灭阿米巴原虫、疟原虫及阴道滴虫。实验证实，鸦胆子能使实验动物出现呕吐、腹泻、便血、胃肠道出血、肝脏脂肪变性及充血、肾脏充血及变性等。

# 075　天葵子

**天葵子甘苦寒性　肝脾膀胱热毒清**
**痈疔瘰疬热石淋　亦治癫痫儿热惊**

天葵子（别名千年耗子屎），味甘、苦，性寒，归肝、脾、膀胱经。具有清热解毒、消肿散结、利尿的功效。用于：《医宗金鉴》——痈肿疔疮·(五味消毒饮)；《古今医鉴》——瘰疬(天葵丸)；《滇南本草》——瘰疬、结核、奶结、乳痈……；《百草镜》——寒疝、痔疮、跌仆、劳伤；《四川中药志》——热淋、石淋、尿酸结石；《湖南药物志》——毒蛇咬伤、缩阴症；《贵州民间药方药集》——癫痫、小儿惊风及母猪疯、羊痫风。

## 076　龙葵

**龙葵草寒甘苦呈　有毒利湿兼杀虫**
**肺咳肝水胃痛肿　白带痢疾耿疹红**

龙葵，味甘、苦，性寒，有小毒，归肺、肝、胃经。具有清热解毒、活血消肿、利湿杀虫的功效。用于：肿疔疮、丹毒、癌肿(藏药——乌鲁祖玛)，痈《民族药志三》，咳嗽、喉痛、失音《藏本草》，根杀蛔《迪藏药》，丹毒、水肿(纳西药－斯滋拉)《大理资质》，痢疾、淋浊、带下、疥赖(傣药、白药)《滇药录》，跌打损伤(傈僳药——海俄乃)《怒江药》，全草主治惊丑(尿痛)、耿疹(疔疮疤疹)。

## 077　凤尾草

**凤尾草苦抑菌良　寒清大肠和膀胱**
**泄泻痢疾白带黄　止血便溺乳核疮**

凤尾草，味苦，性寒，归大肠、膀胱经。具有清热解毒、止血的功效。用于痈肿疔毒、乳痈、乳核、泄泻、痢疾、白带、黄疸、各种便血等病症。现代中医药研究报道：凤尾草煎剂在25%浓度时对弗氏及舒氏痢疾杆菌均无抑菌作用（体外试验）。对金黄色葡萄球菌，大肠杆菌、痢疾杆菌、结核杆菌均有抑制作用。50%煎剂用平板挖沟法和纸片法，对金黄色葡萄球菌、福氏痢疾杆菌、伤寒杆菌有抑制作用。有抗肿瘤作用 全草或根醇浸出液，腹腔注射，对小鼠肉瘤 S180 有抑制作用，其抑制率分别为 3%~33% 和 33%~40%。

凤尾花可用于痢疾、胃肠炎、黄疸型肝炎、胆道出血、泌尿系感染、感冒发热、咽喉肿痛、白带、崩漏、农药中毒、胃癌、肠癌；外用于外伤出血、烧烫伤、荨麻疹等症。

## 078　葎草

**葎草也叫拉拉藤　肺痨肾亏虚热蒸**
**寒苦利湿淋涩通　湿疹瘙痒易敏生**

葎草，也叫拉拉藤，味苦、性寒，归肺、肾经。具有清热解毒、退虚热、利湿的功效。用于肺热咳嗽；肺痨咳嗽、虚热盗汗；小便涩痛；外用痈疖肿毒、湿疹瘙痒、毒蛇咬伤等。现代中医药研究报道：葎草全草含有木樨草素、葡萄糖甙、胆碱及天门冬酰胺、挥发油、鞣质及树脂。全草主要成分为黄酮类化合物——蛇麻酮、薇草酮、捧草酮、葎草酮等，分别有抗菌作用。但本品易致敏（莘草酮的二硝基酚作用），不要用裸露的皮肤去碰莘草，否则会引起红肿等症状。应注意的是，莘草是秋季花粉症的致敏植物之一，一定要远离盛花期的莘草。

# 079　白英

**白英归肝蜀羊泉　　解毒利湿淡苦寒**
**乳痈黄疸腹水瘤　　风湿痹痛寒不谈**

　　白英又名蜀羊泉、白毛藤。味淡、苦，性寒，归肝经。具有清热解毒、利湿、祛风、抗癌的功效。用于乳痈、黄疸、腹水、瘰疬瘿瘤、感冒发热、风湿痹痛等病症，以上诸症以湿热为主，阴寒者不宜。现代中医药研究报道：白英含甾体糖苷混合物。其药理作用有：1.抗癌作用：是与红枣1:1混合制成煎剂或糖浆，对小白鼠的艾丽虚（艾氏）腹水癌及梭形细胞肉瘤的实体型及腹水型有抑制作用，临床上对宫颈癌有效，但重复率低（重复或递增给药无明显抗抑作用。但醇提取物对小鼠肉瘤180有抑制作用，其有效成分为苦茄碱。2.对机体防御机能的影响：根据血溶素鸡血清蛋白含量的测定，蜀羊泉及红枣对促进机体的抗体形成，及蛋白（尤其是γ球蛋白）的合成有一定作用，白英可以增强机体非特异性的免疫生物学反应。3.抗菌作用：蜀羊泉碱,均有某些抗真菌作用,但不及番茄碱。白英还含龙葵碱。

## 080 马鞭草

马鞭苦寒热毒清　　肝脾湿热黄疸生
痢疾疟疾火毒肿　　跌打瘀血经闭癥

　　马鞭草，味苦、性微寒，归肝、脾经。具有清热解毒、化湿利水、截疟、活血通络的功效。用于外感发热、咽喉肿痛、牙龈肿痛；湿热黄疸、痢疾、疟疾；火毒痈肿；跌打损伤、血瘀闭经、癥瘕等病症。

## 081 虎耳草

虎耳草是金丝荷　　苦心辛肺寒肾着
热毒痈肿痔丹毒　　耳中脓水鲜汁磨

　　虎耳草就是金丝荷叶。味苦、辛，性寒，有小毒，归心、肺、肾经。具有清热解毒的功效。用于热毒痈肿、丹毒、痔疮，耳中流脓水（鲜品磨汁）等病症。

# 082 翻白草

翻白胃肠平苦甘　解疮肿毒诸血安
痢疾结核血糖减　鞣酮槲富马没酸

翻白草，味甘、苦，性平，归胃、大肠经。具有清热、解毒、止血等功效。用于疮疡肿毒，吐血、便血、崩漏、外伤出血、痢疾、结核、糖尿病等。

《全国中草药汇编》中提到翻白草功用：清热、解毒、止痢、止血。可治妇女赤白带和月经过多症。经临床验证，本品对糖尿病有治疗功效。现代中医药研究报道：翻白草含鞣质、黄酮、槲皮素、富马酸、没食子酸等。鲜草含抗坏血酸。对志贺痢疾杆菌及福氏痢疾杆菌有抑制作用；体外对阿米巴原虫无作用；对链霉素及其他抗结核药治疗无效的颈部淋巴结核周围炎症有消肿作用。

现代临床验证，翻白草主要有降血糖、治疗失眠作用，并有防止糖尿病并发症等作用。也可与地骨皮同用。

# 083　人中黄

**人中黄泡竹中草　甘咸性寒解毒好**
**胃心血毒斑紫暗　高热发狂丹火燎**

　　人中黄，也叫甘中黄，是将甘草末封入竹筒中，冬月浸于人粪坑中2~3个月，取出漂清，阴干，破开竹筒取甘草用。味甘、咸，性寒，归心、胃经。具有清热、解毒、泻火、凉血的功效。用于热毒发斑、血热毒盛、斑疹紫暗或高热发狂，以及丹毒、口舌生疮、咽喉肿痛等病症。《本草备要》："泻热，清痰火，消食积，大解五脏实热。治天行热狂，痘疮血热，黑陷不起。"《医宗金鉴》："主天行热疾，及解中诸毒，恶菌毒，恶疮。"

# 084　鬼针草

**鬼针一包苦寒草　肠痈跌打毒蛇咬**
**肝肺大肠儿腹泻　熬水乘热泡踝脚**

　　鬼针草，又名鬼叉叉、一包针。味苦、性寒，归肝、肺、大肠经。具有清热解毒、散瘀活血的功效。用于肠痈（阑尾炎）及其他热毒痈肿、咽喉肿痛、跌打损伤、毒蛇咬伤等，还可用于治疗小儿单纯性腹泻。方法是取鬼针草60~90克，煎汤乘温热泡洗脚踝（水浸至脚踝为度）。现代中医药研究报道：等量鬼针草与海州常山混合制成水煎剂或酒精浸剂，对关节炎有明显的消炎作用。

# 085　蛇莓

**蛇莓苦寒蛇咬伤　肺咽肝黄痢大肠**
**跌打吐血痈肿疮　抗癌抗菌免疫强**

蛇莓，味苦、性寒，归肺、肝、大肠经。具有清热、解毒、消肿、凉血的功效。用于热毒痈肿、疮疡、咽喉肿痛、黄疸、痢疾、毒蛇咬伤、癌肿，以及跌打损伤、热病咳嗽、吐血等病症。现代中医药研究报道：蛇莓具有抗癌、抗菌、增强免疫功能，短暂的降压作用、收缩平滑肌止血作用。临床可用于白喉、细菌性痢疾、阑尾炎、甲型肝炎等。蛇莓乙醚提取部分有雄激素样和组织胺样效果。对红细胞膜无保护作用。

# 086　猪殃殃

**猪殃殃草八仙名　湿热淋痢瘀痛经**
**辛散宣肺苦寒心　高压蛇伤癌烂痈**

猪殃殃，又名八仙草、爬拉殃、锯锯草、活血草等。据说猪食之则病，故名猪殃殃。味辛、苦，性寒，归心、肺经。具有清热解毒、散瘀止痛、利尿消肿的功效。用于热毒痈肿；水肿；湿热淋浊、尿血；痢疾；瘀血；痛经；风热感冒；高血压；毒蛇咬伤；跌打损伤；乳痈、乳癌溃烂；白血病等病症。现代中医药研究报道：猪殃殃有抑菌、降压、抗癌等作用。

## （三）清热凉血药

### 归类歌

清热凉血犀牛角　　玄参生地和紫草
谷精密蒙青葙子　　牛黄丹皮与赤芍

（犀角　水牛角　玄参　生地黄　紫草　谷精草　密蒙花　青葙子　牛黄　丹皮　赤芍）

# 087 犀角

**犀角味苦微酸咸　性寒化毒辟邪斑**
**出血发黄热惊谵　温热入血灼心肝**

犀角，味苦、微酸、咸，性寒，归心、肝经。具有清热凉血、解毒定惊的功效；老四言歌言能"化毒辟邪"，即是化解有害毒素，排除不正外邪。用于温热病热入血分，迫血妄行而发斑、出血，高热不退、神昏谵语、痉厥抽搐等病症。《本草纲目》"磨汁治吐血、衄血、下血及伤寒蓄血发狂谵语，发黄发斑，痘疮稠密，内热里陷或不结痂。泻肝凉心，清胃解毒。"现代中医药研究报道：实验证明犀角对正常的和衰弱的心脏都有强心作用。尤以衰弱的心脏作用更为明显。对血管作用，先有短暂的收缩而后扩张，其扩张作用表现较为明显。对血压的变化，表现为先升高，再下降，然后持续上升。水煎剂能降低家兔末梢血液的血细胞数。

## 附：水牛角
水牛角，性味功效及药理作用与犀角相似：清热凉血、解毒定惊，用量15~30克，入汤剂宜先煎。

## 088 玄参

**玄参甘寒苦咸凉　肺胃肾阴虚火降**
**咽痛斑渴瘰疬疮　抗菌扩管降压糖**

　　玄参，味甘、苦、咸，性寒，归肺、胃、肾经。具有清热凉血、滋阴、解毒、利咽等功效。用于温热病热入营血伤阴，口渴、便秘、发斑；外感风热或阴虚火旺的咽喉肿痛（咽喉病常用药）；瘰疬、疮毒等病症。《别录》："止烦渴，散颈下核，痈肿。"《本草纲目》："肾水受伤，真阴失守，孤阳无根，发为火病，法宜壮水制火，故玄参与地黄同功。其消瘰疬亦是散火，刘守真言结核是火。"《医学衷中参西录》："玄参，味甘微苦，性凉多液，原为清补肾经之药。又能入肺以清肺家烁热，解毒清火，最宜肺热结核，肺热咳嗽。"现代中医药研究报道：玄参扩张血管（冠脉及周围血管）、降压、抗血小板凝聚、促进纤维溶解、改善血液流变性（黏度）、抗脑缺血损伤。可用于增加心肌营养血流，及治疗血栓闭塞性脉管炎等；具有保肝、免疫增强活性的作用，此外还有镇痛、抗炎、抗菌、抗氧化和降糖等作用。

## 089 生地黄

**生地甘苦寒凝血　骨蒸烦渴生津阴**
**强心护肝滋助肾　升压降糖抑真菌**

　　生地黄，味甘、苦，性寒，归心、肝、肾经。具有清热凉血、滋阴 生津的功效。用于温热病热入营血，身热舌绛、口渴、发斑，以及血热妄行的出血（咳、吐、衄、便血）；阴虚内热诸症，咽喉肿痛、骨蒸潮热、腰酸遗精及热病伤阴大便燥结等。《本草求真》："生地黄未经蒸焙，掘起即用，甘苦大寒，故凡吐血、咯血、衄血、蓄血、溺血、崩中带下，审其证果因于热盛者，无不用此调治……洗净捣汁以饮，或用酒制，以免伤胃。忌铁。"现代中医药研究报道：生地的提取物有促进凝血的作用。生地具有强心、利尿作用，对衰弱的心脏，其强心作用较显著，主要作用于心肌。生地对内分泌有影响，具有对抗地塞米松对垂体－肾上腺皮质系统的抑制作用，并能促进肾上腺皮质激素的合成。此外生地还有升高血压、降低血糖、抗真菌的作用。

## 090　紫草

**紫草甘咸寒清凉　　活血解毒透疹畅**
**心肝血热烫湿疮　　兴奋心脏绒毛抗**

　　紫草，味甘、咸，性寒，归心、肝经。具有清热凉血、解毒、透疹的功效。用于血分热毒炽盛的麻疹透发不畅及热毒斑疹，色紫黯而不红活者；血热紫癜、湿热黄疸；（熬膏）外用可治疗烫伤、湿疹、丹毒、疮疡等病症。现代中医药研究报道：紫草煎剂对心脏有明显的兴奋作用；对金黄色葡萄球菌、流感病毒及羊毛状小芽孢癣菌有抑制作用；有对抗垂体促性腺激素及绒毛膜促性腺激素的作用；同时起避孕作用；对绒毛膜上皮癌及恶性葡萄胎有一定治疗作用。

# 091　谷精草

**谷精辛平轻浮升　肺风肝火能疏清**
**头痛牙痛咽喉痛　目肿翳膜痛羞明**

---

谷精草，味辛，性平、轻浮升散，归肝、肺经。具有疏散风热、明目退翳的功效。用于风热及肝火的目赤肿痛、畏光、翳膜遮睛、头痛、牙痛、咽喉痛等症。

# 092　密蒙花

**密蒙寒清甘养肝　开窍于目作用专**
**多泪羞明赤肿见　翳膜青盲别外观**

---

密蒙花，味甘、性微寒，归肝经。具有清肝泻火、养肝明目的功效。归肝经，肝开窍于目，故可谓中医眼科专用药。用于目赤肿痛、多眵多泪、畏光翳障，以及"青盲"症。《本草纲目》："密蒙花，观《本经》所主，无非肝虚有热所致，盖肝开窍于目，目得血而能视，肝血虚，则为青盲浮翳，肝热甚，则为赤肿，……肝气攻眼。此药甘以补血，寒以除热，肝血足而诸证无不愈矣。"青盲：眼睛外观虽然没有变化，但却睁着眼看不见东西的目疾。

# 093　青葙子

**青葙子苦肝热毒　目赤红肿翳障浮**
**富含烟酸硝酸钾　扩瞳降压眼病除**

青葙子，味苦、性微寒，归肝经。具有清肝、明目、退翳的功效。用于目赤肿痛、视物模糊、目生翳膜、眩晕等症。《本草求真》："青葙子，……味苦微寒无毒，入足厥阴肝经，凡人一身风痒，虫疥得饰，口唇色青，青盲翳肿，多缘热盛风炽所致。……但瞳子散大者切忌。"现代中医药研究报道：青葙子含有挥发油、丰富的烟酸和硝酸钾，有扩瞳、降压作用。

# 094　牛黄

**牛黄犀黄苦甘凉　清心平肝效力强**
**豁痰开窍解毒热　惊谵痉厥口疮疡**

牛黄，又名西黄、犀黄。气清香、味微苦而后甜，性凉，归心、肝经。具有清心定惊、豁痰开窍、清热解毒、凉肝熄风的功效。用于温热病邪入心包的高热、神昏谵语、痉厥抽搐及中风窍闭、神昏口噤等；咽喉肿痛、口腔溃疡及热毒疮疡等。《本经》："主惊痫寒热，热盛狂痉。"现代中医药研究报道：牛黄对中枢神经有镇静的作用、抗惊厥作用、有显著镇痛作用、解热作用、对心血管的强心作用，此外有利胆、保肝、抗炎、增加血中红细胞和红色素作用。

# 095　牡丹皮

**牡丹酚辛广抗菌　降压镇静降管渗**
**寒苦心肝营血热　热结血凝活散任**

　　牡丹皮，味辛、苦，性寒，归心、肝经。具有清热凉血、活血散瘀的功效。用于温热病热入营血的高热、舌绛、发斑生疹及血热妄行的出血；热入血分的夜热早凉、骨蒸无汗；血瘀经闭、痛经、癥瘕及跌打损伤等，以热结血凝者尤为适宜。《本草纲目》："滋阴降火，解斑毒，利咽喉，通小便血滞。"现代中医药研究报道：所含的牡丹酚及其以外的糖苷类成分均有抗炎作用。丹皮酚具有镇静、催眠、镇痛、退热、抗电休克和药物引起的惊厥等的中枢抑制作用，以及降低血管通透性的作用，以及抗动脉粥样硬化、利尿、抗溃疡、抗早孕等作用。水煎剂有降压作用。抗菌作用：对伤寒杆菌、副伤寒杆菌、痢疾杆菌、大肠杆菌、变形杆菌、绿脓杆菌、葡萄球菌、溶血性链球菌霍乱弧菌等多种细菌有不同程度抑制作用。甲醇提取物有抑制血小板的作用；对腹水癌、子宫颈癌有抑制作用。

# 096　赤芍

**赤芍酸寒苦泻肝　营血邪热出血斑**
**活血祛瘀功见善　解痉降压抗菌炎**

赤芍，味苦、酸，性微寒，归肝经。具有清热凉血、活血祛瘀的功效。用于温热病邪入营血的身热、舌绛、发斑生疹及血热妄行的出血；血滞经闭、跌打损伤；热毒痈肿；目赤肿痛等。《本草备要》："赤芍主治略同（白芍），尤能泻肝火，散恶血，治腹痛坚积，血痹疝瘕，经闭，肠风，痈肿，目赤。能行血中之滞。"现代中医药研究报道：芍药的根含芍药苷，具有较好的解痉作用，并能降压、增加冠脉血流量及镇痛、镇静、抗惊厥、抗炎、抗溃疡等作用。其抗菌谱与丹皮类似。

## （四）清虚热药

**归类歌**

虚热白薇和青蒿　地骨银胡与功劳

【白薇　青蒿　地骨皮　银柴胡　胡黄连　功劳叶（枸骨）】

# 097 白薇

白薇虚实热皆清　性寒苦咸肝血营
妇人阴肿儿热惊　利尿通淋疗疮疔

白薇，是一种既能清湿热，又能清虚热的药物。味苦、咸，性寒，归肝经。主要具有清热凉血、退虚实热、解毒利尿的功效。用于温热病邪入营血的身热不退，以及阴虚内热、产后虚热等。随发热的虚实配伍相关药物使用。还用于小儿因热引起的惊痫、妇女阴肿疼痛、热淋、血淋、痛疽疗疮等症。《重庆堂随笔》："白薇凉降，清血热，为妇科要药。温热症邪入血分者亦宜用之。"《本草正义》："凡阴虚有热者，自汗盗汗者，久疟伤阴者，病后阴液未复而余热未清者，皆为必不可少之药，而妇女血热，又为恒用之品矣。"现代中医药研究报道：白薇油能直接加强心肌收缩，同时有解毒、利尿作用。白薇苷能使心肌收缩作用增强，心率减慢，可用于充血性心力衰竭。对肺炎球菌有抑制作用。

内服过量白薇素，可引起强心苷中毒反应，心悸、恶心、呕吐、腹泻、头晕、头痛、流涎等，临床用药应予以注意。

# 098 青蒿

**青蒿苦寒截暑虐　速效低毒性优越**
**寒热往来少阳胆　夜热早凉肝阴厥**

---

　　青蒿，味苦、性寒，归肝、胆经。具有清热、解暑、退虚热、抗疟的功效。用于温热病邪在少阳经的寒热往来，热重寒轻者，以清泄少阳；夏季外感暑热证，以清暑化湿。温热病后期，邪入阴分，夜热早凉，热退无汗，或温热病后期低热持续不退，或慢性病阴虚发热，骨蒸潮热等，随证配伍应用。用于疟疾，包括恶性疟，可单用大量鲜品加水捣汁服，或干品煎服。目前已制成青蒿素片剂及注射液应用于临床。此外还用于血热所致的皮肤瘙痒。《本草纲目》："治疟疾寒热。"《本草新编》："青蒿，专解骨蒸，尤能泄暑热之火，泄火热而不耗气血……但必须多用……阴虚而又感邪者，最宜用耳。"现代中医药研究报道：青蒿含倍半萜类内酯类青蒿素系列化合物，有抗疟原虫作用。生药和青蒿素都能抑制疟原虫发育，但近期复发率不低。青蒿治疗疟疾，古代早有应用。近年来通过全国有关单位协作研究，从中提取了抗疟有效成分青蒿素。经过几千例间日疟、恶性疟、脑型疟以及抗氯喹虫株疟疾病人的观察，初步认为在速效、低毒方面，优于氯喹及其他抗疟药，尤其是救治脑型疟和抗氯喹恶性疟方面达到了国际先进水平。

# 099 地骨皮

地骨廿寒退虚热　肺火咳喘肾阴渴
有汗骨蒸别丹皮　抗生糖脂压管扩

地骨皮，味甘、性寒，归肺、肾经。具有退虚热、清肺火、清热凉血的功效。用于阴虚发热、骨蒸潮热、盗汗等；肺热咳嗽、喘息；还用于血热妄行的出血证。地骨皮治肾阴不足、虚火偏亢的有汗骨蒸，与丹皮治血热瘀滞、郁而发热的无汗骨蒸有别。现代中医药研究报道：地骨皮能扩张血管；有中度降压作用；又能轻微降低血糖、血脂；抗病原微生物（对伤寒杆菌、痢疾杆菌作用较强；对金球无作用；对结核杆菌低效；对流感亚洲甲型京科68-1病毒株有抑制其细胞病变作用。）；解热（比氨基比林弱，与其他解热药相等）。

# 100 银柴胡

银柴胡甘性微寒　肾阴骨蒸潮热汗
清骨散主无苦泄　儿疳内金党胡连

银柴胡，味甘、性微寒，归肾经。具有退虚热、除疳热的功效。用于阴虚发热，骨蒸潮热，盗汗，在方剂清骨散为主药，是因其无苦寒之性不伤阴之利。还用于小儿疳积发热，常配鸡内金、党参、胡黄连。

# 101 胡黄连

**胡连寒苦清骨蒸　小儿疳积胃热明**
**大肠湿热痢疾病　肝火目赤血妄行**

胡黄连，味苦、性寒，归胃、大肠、肝经。具有退虚热、除疳热、清湿热的功效。用于阴虚骨蒸潮热及发热；湿热痢疾；目赤、吐血、衄血等症。《唐本草》："主骨蒸劳热，补肝胆，明目。治冷热泄痢，益颜色，厚肠胃，治妇人胎蒸虚惊，三消五痔，大人五心烦热；以人乳浸点目甚良。"《开宝本草》："主久痢成疳，伤寒咳嗽，温疟，骨热，理腰肾，去阴汗，小儿惊痫，寒热，不下食，霍乱下痢。"《丹溪心法》："去果子积。"《本草正》："治吐血、衄血。"

# 102 枸骨（功劳叶）

**枸骨功劳益肝肾　微苦清热凉养阴**
**痨咳骨蒸潮热晕　风湿跌打壮骨筋**

枸骨，别名功劳叶。味微苦、性凉，归肝、肾经。具有清热养阴、益肝肾、退虚热、益筋骨的功效。用于肺肾阴虚的咳嗽咯血、骨蒸潮热、头晕耳鸣、腰膝酸痛等症，以及风湿痹痛、跌打损伤等症，以肝肾阴血为宜。

# （五）清热解暑药

## 归类歌

清热解暑西瓜衣　荷叶荷梗绿豆衣

（西瓜　西瓜翠衣　荷叶　荷梗　绿豆衣）

## 103　西瓜

西瓜甘寒清热暑　心胃烦渴称白虎
善走膀胱利小便　咽痹血痢酒毒除

---

西瓜，味甘、性寒，归心、胃、膀胱经。具有清热解暑、除烦解渴、利尿的功效，前人称之为"天生白虎汤"。用于暑热烦渴，及温病壮热烦渴、小便不利等症。也有用治喉痹（汪颖《食物本草》）、血痢（《日用本草》）、酒毒（《饮膳本草》）等。

西瓜皮，也叫西瓜翠衣。味甘性凉，清热解暑之力不及西瓜，然利尿之力比西瓜强。有清热解暑、泻火除烦的功效。用于暑热尿赤、水肿、黄疸症。

## 104　荷叶

荷叶睡莲涩苦平　清热解暑阳气升
心烦脾虚肝气郁　咳吐衄血崩血停

---

荷叶，是睡莲科植物莲的叶片。味苦、涩，性平，归心、脾、肝经。具有清热解暑、升阳的功效。用于暑热烦闷、口渴、泄泻及脾虚泄泻等症。还用于咳血、吐血、妇人血逆昏迷、崩中下血等。

# 105 绿豆

**绿豆甘寒凉心胃　清热解暑烦渴退**
**热毒药毒百毒解　痈疖痘丹高脂类**

　　绿豆，别名青小豆。味甘、性寒凉，归心、胃经。具有清热解暑、解毒消肿等功效。用于暑热烦渴、草木毒、金石毒、药毒、痈疖痘丹肿瘤等毒。《药性歌括四百味》（明代龚廷贤著）："绿豆气寒，能解百毒，止咳除烦，诸热可服。"《开宝本草》："主丹毒烦热，风疹，热气奔豚，生研绞汁服。亦煮食，消肿下气，压热解毒。"《本草纲目》："厚肠胃。作枕，明目，治头风头痛。除吐逆。治痘毒，利肿胀。"现代中医药研究报道：绿豆具有解毒、降血脂、降胆固醇、抗过敏、抗菌、抗肿瘤、保肝护肾、增进食欲、抗衰老等作用。

# 三、泻下药

泻下火麻郁李仁　攻下大黄番芒荟
峻下巴豆牵牛戟　芫花商陆及续遂

（火麻仁　郁李仁　大黄　番泻叶　芒硝　芦荟　巴豆　牵牛
子　大戟　芫花　商陆　续随子　甘遂）

## 106　火麻仁

麻仁滋脾润大肠　　甘平通便含脂肪
老人产妇体弱者　　软缓泻后无不良

火麻仁，又名大麻仁、麻子仁。味甘、性平，归脾、大肠经。具有润肠通便的功效。主要用于老人、产妇及体弱者津枯血少的肠燥便秘。《药品化义》："麻仁，能润肠，体润能去燥，专利大肠气结便秘。凡年老血液枯燥，产后气血不顺，病后元气未复，或禀弱不能运行者皆治。"现代中医药研究报道：火麻仁所含的脂肪油对肠壁和粪便起润滑作用，软化大便，使之易于排出，作用缓和，无肠绞痛及泻后引起便秘等不良反应。

## 107　郁李仁

郁李仁辛平小肠　　甘润大肠通便强
利尿消肿脾经藏　　关格导通降压良

郁李仁，味辛、苦、甘，性平，归大肠、小肠、脾经。具有润肠通便、利水消肿的功效。用于肠燥便秘；水肿腹满、小便不利；以及"关格"等症。《用药法象》："专治大肠气滞，燥涩不通。"《本经》："主大腹水肿，面目四肢浮肿，利小便水道。"现代中医药研究报道：郁李仁含苦脂肪油、蛋白、杏仁苷、皂苷、挥发性有机酸等，有润滑缓泻作用。乙醇浸剂有显著降压作用。"关格"：病名，以食入即吐，大便不通或大小便都不通为症状。

## 108 大黄

**大黄苦寒攻胃肠　解毒泻心清肝黄**
**祛瘀痛经炭止血　蒽醌降压抗菌强**

大黄，别名将军、川军、锦纹。味苦、性寒，归大肠、心、肝经。具有泻下攻积、泻火解毒、祛瘀通络的功效。用于热结便秘、寒积便秘、湿热痢疾腹痛泻而不爽；火热亢盛，迫血上溢的吐血、衄血，以及目赤肿痛、胃火牙痛；热毒痈肿、丹毒、烫伤（内服外用）；湿热黄疸；瘀血积块、血瘀经闭、跌打损伤、瘀血疼痛等证。生大黄泻下力较强，欲攻宜生用，入汤剂或开水泡服，久煎则泻下力减弱。制大黄泻下力较弱，活血作用较好，瘀血证及不宜峻攻者用之。大黄炭有较好的止血作用，多用于出血证。现代中医药研究报道：大黄所含的蒽醌类化合物，能刺激大肠，增加其推进性蠕动而促进排便，但久煎后多被破坏，使其致泻力大为减弱。又因含鞣质，具有收敛作用，故在致泻后可产生续发性便秘。大黄还有降低血压和血清胆固醇等作用。

大黄蒽醌衍生物有强大的抗菌作用，其中大黄酸、大黄素和芦荟大黄素抗菌作用强，对金黄色葡萄球菌、链球菌、肺炎双球菌、白喉杆菌、大肠杆菌、痢疾杆菌等均有较强的抑制作用。

## 109　番泻叶

泻叶通肠导滞宜　三克缓下便如泥
十克攻下肠清理　木藿香配呕弊弥

　　番泻叶，味甘、苦，性寒，归大肠经。具有泻下导滞的功效。用于积滞便秘或习惯性便秘，可单味（开水泡5分钟饮服）或配伍（入汤剂须后下）应用。用量3克可达到缓下，一般服后4~6小时即可得软泥状大便或轻度泻下；用量10克达攻下作用，也可用于X线诊断中的肠道清洁处理。个别病人有恶心呕吐和腹痛等不良反应，配以木香、藿香等行气和中之药，可减少此弊。

## 110　芒硝

芒硝胃肠燥结干　硫酸钠盐咸软坚
苦寒泻火通石淋　外敷乳痈乳胀安

　　芒硝，为天然硫酸钠经精制而成的晶体。天然产品加热溶解后过滤除去泥沙及不溶物，过滤冷静即析出结晶，通称皮硝（亦称朴硝）；皮硝加萝卜共煮，过滤澄清后倒出上层液体，冷静析出晶体，称芒硝；芒硝经风化脱水成白色粉末称风化硝或玄明粉（亦称元明粉）。皮、芒、玄三硝性味功用大致相同。味咸、苦，性寒，归胃、大肠经。具有泻下软坚、清热泻火、利胆通淋的功效。用于肠胃实热、大便燥结不通；火热所致的

73

咽喉肿痛、口舌生疮、目赤肿痛；胆囊炎、胆结石、尿路结石等症。外敷治疗乳痈结块及妇女断乳时乳房胀痛不安。玄明粉可作口腔及眼科外用药。《药品化义》："味咸软坚，故能通燥结，性寒降下，故能去火燥，主治时行狂热，六腑邪热，或上焦膈热，或下部便坚。"《本经》："除寒热邪气，逐六腑集聚，结固留癖，能化七十二种石。"现代中医药研究报道：芒硝主要成分为硫酸钠，在水中虽可溶，但其硫酸钠离子不易被肠吸收，在肠内形成高渗性盐溶液，阻隔肠内水分吸收，所以肠内保持大量的水分，从而使肠道内容物变稀薄，并容量增大，刺激肠黏膜感受器，反射性地引起肠蠕动亢进而致泻。

# 111 芦荟

芦荟泻火通肠便　　苦寒清肝惊搐见
杀虫消疳治疮癣　　谨防出血肾炎现

　　芦荟，味苦、性寒，归肝、大肠经。具有泻火通便、清肝、杀虫的功效。用于热结便秘及引起的头晕目赤、烦躁失眠；习惯性便秘；肝经实热引起的头晕、狂躁易怒、惊悸、抽搐、便秘；蛔虫腹痛及小儿疳积；研末外用可治疮癣。现代中医药研究报道：芦荟所含的蒽醌衍生物能刺激大肠而致泻。在所有蒽醌类泻药中，芦荟的刺激最强，泻下的同时常伴有显著地腹痛和盆腔充血，严重者可引起肾炎。《本草经疏》："芦荟寒能除热，苦能泻热燥湿，苦能杀虫，至苦至寒，故为除热杀虫之要药。"《开宝本草》："治热风烦闷，胸膈间热气，明目镇心，小儿癫痫惊风，疗五痔，杀三虫及痔病疮瘘；解巴豆毒。"

### 附：逐水药共性歌（以下为泻下剂中峻下逐水药）

泻水逐饮皆毒苦　肺肾大肠经隧腑
水胀痰饮二便阻　中病即止护中土

峻下逐水药的共性是：皆有泻水逐饮的功效，皆有毒，味皆苦，皆归肺、肾、大肠经，皆能泻脏腑经络及隧道水湿，皆可用于水肿胀满、痰饮、大小便不利等症。皆药效迅猛，服后可连续泻下、排除大量水液，且毒性大，能伤正气，故不可过服，应该中病即止，或配伍补脾胃等扶正药物以攻补兼施。应用时应注意以下几点：1. 用于腹水甚多曾用利尿药或其他方法治疗无效而正气未大衰，尚能耐受攻下者；2. 依法炮制（多醋制），以减低毒性；3. 攻补兼施、或先补后攻、或先攻后补；4. 太虚弱或有严重心脏病、溃疡病或伴有出血倾向者及孕妇禁用（不应是忌用）。

## 112　巴豆

巴豆辛热归胃肠　峻逐冷积痰水猖
外敷白喉咬头疮　大毒用霜不用汤

巴豆（别名刚子、江子），味辛、苦，性热，有大毒，归肺、胃、大肠经。具有泻下逐水、峻逐冷积、祛痰、蚀疮的功效。

用于腹水（如晚期血吸虫病腹水）；寒邪食积互结肠胃的突发脘腹胀痛、大便不通（如急性单纯性肠梗阻无热象者）；肺痈咳嗽胸痛、痰多腥臭，或白喉痰壅咽喉、气急喘促；敷贴疮疡脓成未溃等症。此药大毒，入药大多制成巴豆霜，以减轻其毒性，入丸散，不入汤剂。《本经》："破癥瘕集聚，坚积，留饮痰癖，大腹水胀，荡练五脏六腑，开通闭塞，利水谷道，去恶肉。"现代中医药研究报道：巴豆油是最强烈的泻药，口服半滴至一滴，即能产生口腔及胃肠黏膜的烧灼感及呕吐，在半小时内可有多次大量水泻，伴有剧烈腹痛和里急后重，产生严重口腔刺激症状及胃肠炎。服20滴可致死。另外，巴豆毒素能溶解红细胞，使局部组织坏死。

巴豆霜：将巴豆去壳取仁，捣烂，用裱芯纸包裹以吸去其油，反复多次即成巴豆霜。

巴豆霜仍含油20%左右，只可少用、暂用。过用暴泻不止、肠胃烧灼感，可用黄连、黄柏等煎汤冷服或食冷粥，均有缓解作用。或以芦荟速去其毒。

# 113 牵牛子

牵牛二丑辛苦味　少通大便多泻水
消痰涤饮驱肠虫　过量肾伤中枢累

牵牛子，别名二丑、黑丑、白丑。味苦、辛，性寒，有毒，归肺、肾、大肠经。具有泻下逐水、消痰涤饮、杀虫消积的功效。既能通便，又能利尿，用于水肿、腹水、二便不利；痰壅气滞、咳嗽喘满；虫积腹痛等症。

牵牛子因颜色不同而有黑丑、白丑之分，但功用没有多大区分，处方一般写黑白丑。此药为峻下之品，少用通大便，多用则泻水，且能利尿，所治之症，应属实证，年老、体弱及孕妇忌用。李杲："凡药中用牵牛者，少则动大便，多则下水。"。现代中医药研究报道：牵牛子含牵牛子苷，在肠内与胆汁及肠液，则分解出牵牛子素，对肠道有强烈的刺激性，增加蠕动，引起肠黏膜充血，分泌增加，呈泻下作用。体外实验，对蛔虫和绦虫有一定杀灭作用。

牵牛子在常规用量内不致中毒（打碎入汤剂 3~10 克；入散剂 1.5~3.0 克；炒用药性较缓），过量用，除对胃肠直接刺激引起呕吐、腹痛、腹泻及黏液血便外，还能刺激肾脏，引起血尿，重者尚可损伤中枢神经系统，发生语言障碍、昏迷等。

## 114  甘遂

甘遂泻逐经隧水　臌胀悬饮立可为
消肿散结破癥坚　痞塞噎膈癫痫颓

甘遂，有峻下逐水药共性，味苦、性寒，有毒，归肺、肾、大肠经。泻水逐饮，用于水肿腹满（如肝硬化腹水）及水饮停于胸胁（如渗出性胸膜炎），症见气逆喘促、大小便不利；消肿散结，用于癥坚积聚。《本草纲目》："泻肾经及隧道水湿，脚气，阴囊肿坠，痰迷癫痫，咽膈痞塞。""肾主水，凝则为痰饮，溢则为肿胀，甘遂能泻肾经湿气，治痰之本也。不可过服，但中病即止可也。"《本经》："主大腹疝瘕，腹满，面目浮肿，留饮宿食，破癥坚积聚，利水谷道。"

## 115 大戟

大戟功用同甘遂　　脏腑水注肌筋废
瘰疬痰核癫发狂　　疮疡肿毒金锭配

大戟，功效、应用等事项跟甘遂相同。泻水逐饮，用于胸水、腹水、肿胀、二便不利，可单味或与甘遂、芫花同用。如痰饮水湿流注经络肌肤所致的筋骨牵引疼痛、游走不定、肢体麻木、痿废不用者，可与甘遂、白芥子同用。消肿散结，用于瘰疬痰核、积聚、癫狂、疮疡肿毒等。是外用药"太乙紫金锭"的配伍药物。《本草纲目》："控涎丹，乃治痰之本。痰之本水也、湿也，得气与火则凝滞而为痰、为饮、为涎、为涕、为癖。大戟能泄脏腑之水湿，白芥子能散皮里膜外之痰气，惟善用者能收奇功也。"

## 116 芫花

芫花逐水祛痰咳　　根治痈疽附骨着
白秃头癣毛囊炎　　雄黄猪油细调和

芫花，也是苦、毒，归肺、肾、大肠经，但还味辛、性温。

泻水逐饮的功用同甘遂、大戟，三药常配合应用，主治胸水、腹水。但芫花以治胸水见长，故还有祛痰止咳功效，用于喘咳、胸满、痰多症。外用有杀虫之功，用于白秃、头癣、头疮（毛囊炎特效），可水煎洗敷，或与雄黄研细猪油调敷。芫花的根，性味同。功能泻水、解毒消肿。用于水肿、瘰疬、乳痈、附骨疽等症，酌情内服，多为外用。

# 117　商陆

**商陆苦寒白母鸡　泻下逐水二便利**
**鲜根捣烂敷肚脐　熨除痈肿疝瘕痹**

　　商陆，别名白母鸡。味苦、性寒，归肺、肾、大肠经。具有泻下利水、消肿散结的功效。用于水肿胀满，大便秘结，小便不利之症，内服或以鲜根捣烂入麝香三分敷贴肚脐得小便利即肿消；疮疡肿毒未溃者及疝瘕、痹痛，可用鲜根酌加食盐捣烂敷患处或熨法。《本草纲目》："商陆其性下行，专行水，与大戟、甘遂盖异性而同功。方家治肿满小便不利者，以赤根捣烂，入麝香三分，贴于脐心，以帛束之，得小便即肿消。"《本经》："主水肿，疝瘕，痹，熨除痈肿。"

# 118 续随子

**续随辛毒千金称　逐水消肿破血癥**
**痰饮积滞二便通　疥癣恶疮毒能攻**

　　续随子，别名千金子。味辛、性温，有毒，归肺、肾大肠经。
具有泻下逐水、攻毒散结、破血除癥的功效。用于水肿、腹水
的体质较好者，及痰饮、积滞、二便不通、症瘕积聚等，单味
或与大黄研末为丸服；疥癣、恶疮肿毒、毒蛇咬伤，常与大戟、
山慈菇、麝香同用，主要外敷。

# 四、温里药

## 归类歌

温里止痛附桂姜　吴萸花胡二茴香
公丁香细母丁香　荜拔荜澄与良姜

（附子　肉桂　干姜　吴茱萸　花椒　胡椒　小茴香　大茴香　公丁香　细辛　母丁香　荜拔　荜澄茄　高良姜）

# 119　附子

**附子回阳热力足　阴寒内盛阳衰除**
**温心暖脾助肾阳　散寒周身关痛无**

　　附子，味辛、性热，有毒，归心、脾、肾经。具有回阳救逆、温阳、散寒止痛的功效。用于亡阳证；心阳衰弱；脾胃虚寒；肾阳不足，及寒性脘腹疼痛；寒痰；寒湿痹痛；卫阳虚等证。总以脉象微细或沉迟、舌苔薄白或白腻而质淡胖、口淡不渴、肢冷畏寒，腰膝酸冷，大便溏泄、小便清长为使用指征。《药性歌》(龚廷贤)："……性走不守……"。言其辛热温煦，通行十二经脉，温阳散寒之药力能速达全身，而不是蓄于体内慢慢奏效。故可治关节、脘腹乃至周身寒痛。

# 120　肉桂

**肉桂甘辛热温肾　心脾肝暖寒痛任**
**温经散寒阳气振　抗栓抗凝增血循**

　　肉桂，味甘、辛，性热，归肾、心、脾、肝经。具有温肾阳、温经散寒止痛、鼓舞气血生长的功效，用于肾阳不足，命门火衰；下焦虚寒，虚阳上浮(引火归原)；肾虚不能纳气；脾胃虚寒；寒凝肝脉；寒湿痹痛、腰痛；阴疽；气血两虚(佐药)等证。

现代中医药研究报道：对胃肠有缓和的刺激作用，能增强消化机能，排除消化道积气，缓解胃肠痉挛。对末梢血管有扩张的作用，能增强血液循环，增加冠脉血流量，降低血管阻力，抗血小板凝聚，抗凝血酶等作用。

## 121　干姜

**干姜辛热温脾胃　温肺化饮心阳回**
**炮黑辛苦更驱寒　温经止痛虚寒为**

干姜，味辛、性热，归脾、胃、心、肺经。具有温中暖脾、温肺化饮、回阳救逆、温经止血的功效。用于脾胃虚寒、寒饮伏肺、亡阳等证。以及吐血、便血、崩漏等症属于虚寒者。炮黑后称炮姜，味辛苦，性大热，除寒作用更大，并能止血，故能温中止痛、温经止血，用于虚寒性出血效佳。《本草求真》："干姜大热无毒，守而不走，凡胃中虚冷，元阳欲绝，合以附子同投，则能回阳立效，故书有附子无干姜不热之句，仲景四逆、白通、姜附汤皆用之。且同五味则能通肺气而治寒嗽，同白术能燥湿而补脾，同白芍则能入气生血。故凡因寒内入，而见脏腑痼蔽，关节不通，经络阻塞，冷痹寒痛，反胃隔绝者，无不借此以为拯救除寒。"《药性歌》（龚廷贤）："……炮苦逐冷，虚寒尤堪。"

## 122 吴茱萸

**吴萸辛苦热小毒　温中肝肾寒痛逐**
**降逆止呕吞酸除　降压抗栓疗头足**

　　吴茱萸，味辛、苦，性热，有小毒（或甘草水浸泡后用），归肝、脾、胃经。具有温中止痛、降逆止呕的功效。用于阴寒胃痛、腹痛、疝痛、脚气、呕吐吞酸，以及中焦虚寒、肝气夹寒浊上逆所致的头痛、呕吐涎沫等症。还可理解为：上可治头痛（高血压及血栓的心脑疾病），中可治脾胃肠，下可治脚气，即可治疗从头到足的阴寒之症。或可理解为：治疗高血压、血栓及口舌生疮等头面火热疾病，可以敷足心的方法引火下行，以下治上，以足治头。现代中医药研究报道：有健胃、镇痛、镇吐、降压等作用。

## 123 花椒

**花椒川蜀辛热盛　温中祛寒脘腹疼**
**麻杀猪蛔胆道虫　熏洗湿疹真菌灵**

　　花椒，别名川椒、蜀椒，味辛、性热，归脾、胃经。具有温中祛寒、止痛、驱蛔、杀虫、止痒的功效。用于中焦虚寒脘腹疼痛；虫积腹痛（常用于胆道蛔虫；湿疹等症。《本草纲目》："散寒湿，解郁结，消宿食，通三焦，温脾胃，补右肾命门，杀蛔虫，止泄泻。"椒，纯阳之物，其味辛而麻，其气温而热。"

现代中医药研究报道：具有健胃（醚提取物）、麻醉止痛（醚提取物）、杀灭猪蛔虫（保温的任氏液）、抗栓抗凝（佛手柑内酯、水提取物）、较强的抗菌（挥发油对11种皮肤癣菌和4种深部真菌有一定抑制和杀灭作用。实验证明月桂氮卓酮和二甲亚砜能促进挥发油进入真菌细胞内加速细胞死亡）、升血压等作用。

## 附：椒目

椒目，为花椒的种子。味苦性寒、功能行水平喘，用于水肿胀满、小便不利、咳痰喘息等。

# 124 胡椒

**胡椒辛热称大川　纯阳温中止痛寒**
**少增食欲多动火　有用治疟治癫痫**

胡椒，别名大川，味辛、性热，归中焦脾、胃经。为纯阳之物，具有温中止痛的功效。用于中焦有寒的胃痛、腹痛、呕吐、腹泻。本品亦作调味品，少量食用能增进食欲，但多食可动火伤气伤阴。也用此药治疗疟疾（10~15粒研末放膏药或胶布中央，贴于大椎穴）、癫痫（与荜拨合用，可制片剂）。《本草纲目》："胡椒，大辛热，纯阳之物，肠胃寒湿者宜之。热病人食之，动火伤气，阴受其害。时珍自少嗜之，岁岁病目，而不疑及也。后渐知其弊，遂痛绝之，目病亦止。才食一、二粒，即便昏涩，此乃昔人所未试者。盖辛走气，热助火，此物气味具厚故也。病咽喉口齿者亦宜忌之。"《本草备要》："多食多发痔疮、脏毒、齿痛目昏。"朱震亨："胡椒性燥，食之快膈，喜食者众，大伤脾胃肺气，久则气大伤，凡病气疾人，益大其祸也。"

# 125　小茴香

**小茴又名谷茴香　肝脾胃寒气痛胀**
**寒疝妇人少腹痛　散寒止痛理气畅**

小茴香，别名：谷茴香。味辛、性温，归肝、脾、胃经。具有散寒、理气、止痛、和胃的功效。用于寒疝疼痛，睾丸疼痛；脘腹胀痛，呕吐食少；妇人少腹疼痛等症。《本草汇言》："倘胃、肾多火，得热即呕，得热即痛，得热即胀诸症，与阳道数举、精滑梦遗者，宜斟酌用也。"《中国药典》："茴香制剂是常用的健胃、散寒、行气、止痛药。"

# 126　大茴香

**大茴八角称大料　功同小茴常绿乔**
**暖肝开胃祛肾寒　膀胱冷气脚气调**

大茴香，别名：八角茴香，也称大料（及调味品大料）。

味辛、甘，性温，归肝、胃、肾、膀胱（《本草蒙筌》："入心、肾、小肠、膀胱"）经。功效同小茴香，但是木兰科常绿小乔木植物的果实（而小茴香是伞形科多年生草本植物）。具有暖肝开胃温肾的功效，用于寒疝腹痛、胃寒脘痛、肾寒腰痛，以及膀胱冷气肿痛、干湿脚气等症。《品汇精要》："味辛甘，性温。""主一切冷气及诸疝疼痛。"《本草蒙筌》："主肾劳疝气，小肠吊气挛疼，干、湿脚气，膀胱冷气肿痛。开胃止呕，下食，补命门火。诸瘘，霍乱。"

# 127 公丁香

**丁香温中降逆良　辛散温通助肾阳**
**局麻杀蛔病毒菌　痈疽乳疮亦帮忙**

丁香，味辛、性温，归胃、肾经。具有温中降逆、温肾助阳的功效。用于胃寒呃逆；肾阳不足的阳痿、少腹冷痛等症。也有用于痈疽、乳疮者（单用研末敷《肘后备急方》第三十六）。《蜀本草》："疗呃逆甚验。"《日华子本草》："治口气冷气，冷劳反胃……阴痛腹痛，壮阳，暖腰膝。"

现代中医药研究报道：丁香含挥发油，具有抑菌（真菌、球菌、链球菌、杆菌）抗病毒、抗血小板凝聚、抗凝血、抗氧化、祛痰（暴马子树皮）、驱虫，及芳香镇痉、局部麻醉止痛、保肝利胆、缓解腹部气胀、增加胃液分泌、增强消化能力、减轻恶心呕吐、对猪蛔虫有麻醉和杀灭等作用。

**附：母丁香**

母丁香，又名鸡舌香。是丁香的近成熟果实。性味、功效与丁香相似而力弱，用量同。

# 128 细辛

**细辛温辛散寒痛　温肺化饮鼻窍通**
**入肾阳虚外感要　毒能窒息不多用**

细辛，味辛、性温，归肺、肾经。具有散寒止痛、温肺化饮、宣通鼻窍的功效。用于：1.痹痛、头痛、牙痛、腹痛诸症，以寒盛痛甚者为宜；2.外感表证，寒邪偏胜，或阳虚外感，头痛体痛较甚者，可加入辛温解表方剂中，助阳解表，加强散寒止痛效果，是治疗阳虚外感的要药；3.寒饮伏肺的咳喘痰多清稀者；4.鼻渊（慢性鼻炎、副鼻窦炎）的头痛鼻塞、时流清涕。属于有毒药物，不能多用，否则能出现窒息死亡。《本草别说》："细辛，若单用末，不可过半钱匕，多则气闷塞，不通者死。"

现代中医药研究报道：细辛含挥发油，小剂量有镇静作用，其水煎剂还有镇痛、镇咳及解热作用；大剂量，可使中枢神经系统先兴奋，后麻痹，继而逐渐呼吸随之减弱，反射消失，而死于呼吸麻痹。细辛有局部麻醉作用，对于黏膜，浸润及传导麻醉均有效。

## 129　荜拨

荜拨亦属胡椒科　功效近似皆辛热
温脾暖胃寒痛止　惊厥牙痛用得乐

　　荜拨，也是胡椒科。性味功效归经与胡椒同，功效近似，温中止痛，用于中焦有寒之脘痛、腹痛、呕吐、泄泻等。研末塞蛀牙孔中，可治龋齿疼痛。《本草纲目》："阳明经，散浮热。""气热味辛，阳也，浮也。入手足阳明经，能动脾肺之火。多用令人目昏，食料尤不宜之。"现代中医药研究报道：胡椒碱有抗惊厥作用。

## 130　荜澄茄

澄茄温中亦暖肝　痛呕吐泻疝因寒
小儿寒湿尿混浊　除胀化食又消痰

　　荜澄茄，味辛，性温，归脾、胃、肝经。具有温中止痛、化食消痰的功效，用于中寒脘腹疼痛、不思饮食、呕吐泄泻、寒疝腹痛等症；寒证小便不利，尤其小儿寒湿郁滞的小便浑浊症有效；食积、寒聚胀痛等。《本草纲目》："暖脾胃，止呕吐哕逆。"《开宝本草》："主下气消食，皮肤风，心腹间气胀，令人能食。"现代中医药研究报道：口服对尿路有某些防腐作用。

# 131　高良姜

**良姜素酚挥发油　温中散寒止痛呕**
**种子名称红豆蔻　散寒燥湿消食酒**

---

　　高良姜，入药的根茎主要含挥发油，还有高良姜素、酚等成分。味辛、性温，归脾、胃经。具有温中散寒、止痛止呕的功效。用于脾胃中寒的脘腹疼痛、呕吐腹泻之症。高良姜的种子名称"红豆蔻"，性味功用与高良姜相同，善于散寒燥湿、消食、解酒毒。《本草正义》："高良姜大辛大温，洁古谓辛热纯阳故专主中宫真寒重症。《本草纲目》："健脾胃，宽噎膈，破冷癖，除瘴疟。"现代中医药研究报道：高良姜具有兴奋胃肠，促进消化；镇痛；抗菌；抗凝血；抗氧化等作用。

# 五、祛风湿药

## 归类歌

祛风湿痹独威灵　己艽豨莶臭梧桐
木瓜丝瓜寻骨风　蛇虎五加桑寄生
老鹳申筋透骨草　桐皮络石海风藤
蚕沙菝葜油松节　乌头马钱大毒明

（独活　威灵仙　防己　秦艽　豨莶草　臭梧桐　木瓜　丝瓜络　寻骨风　白花蛇　乌梢蛇　蛇蜕　虎骨　五加皮　桑枝　桑寄生　老鹳草　伸筋草　透骨草　海桐皮　络石藤　海风藤　蚕沙　菝葜　油松节　乌头）马钱子见外用药。

### 附：风湿药特点歌

祛风湿药皆入肝　　唯有防己膀胱专
其他还有所归属　　药性歌中有新编

　　祛风湿类药几乎都归肝经，但只有防己专归膀胱经，当然其他药物除归肝经外，还各有所归所属的脏腑经络，在此新编药性歌中有述。

## 132 独活

独活抗炎辛温苦　　风寒湿痹痛下部
镇静催眠益肝肾　　扩管降压奋中枢

独活，有抗炎作用，味辛、苦，性温，归肝、肾经。具有祛风湿、止痹痛的功效，用于外感风寒湿邪，头身疼痛，尤常用于风寒湿痹，腰背和下半身酸重疼痛者。《本草正义》："羌、独二活，古皆不分。《本经》且谓独活一名羌活。所以《本经》《别录》只有独活而无羌活，《纲目》尚沿其旧。然二者形色既异，气味亦有浓淡之殊。""羌活专主上部之风寒湿邪，显与独活之专主身半以下者，截然分用，其功尤捷。"《中药学》（1981南京中医学院）："羌活与独活皆有祛风湿止痛作用，但羌活性较燥烈，尤善发汗解表，多用于风寒湿痹，痛在上半身者；独活性较缓和，发汗力不及羌活，多用于风寒湿痹，痛在下半身者。如全身皆痛，羌活、独活两者同用，处方常常并写为'羌独活'。现代中医药研究报道：独活有抗关节炎、镇痛、镇静及催眠作用，并直接扩张血管，降低血压，有兴奋中枢，使呼吸加强和加快的作用。

## 133　威灵仙

灵仙辛温只归肝　　风湿络痛游走宣
煎汤含漱骨鲠咽　　抗菌抗尿抗组胺

　　威灵仙，味辛、性温，归肝经。具有祛风湿、通络止痛、消骨鲠的功效。用于风湿痹痛的肢体麻木、关节不利、筋骨酸痛以游走不定者为适宜；诸骨鲠喉，煎汤加醋糖适量，分数次含口中缓缓咽下。《药品化义》："灵仙，性猛急，盖走而不守，宣通十二经络。主治风、湿、痰壅滞经络中，至诚痛风走注，骨节疼痛，或肿，或麻木。"

　　现代中医药研究报道：威灵仙具有镇痛、抗利尿及抗组胺作用。水浸剂有明显的抗菌作用。

## 134　防己

防己膀胱辛苦寒　　风湿热痹水肿煎
作用血管脑垂体　　热痛炎敏血压安

　　防己，味辛、苦，性寒，归膀胱经，具有祛风湿、利水消肿的功效，用于风湿痹痛，尤适宜湿热痹痛；水肿、湿脚气。作用于血管、脑垂体，有解热、消炎、抗敏、降血压的作用。《本草拾遗》："汉防己主水气，木防己主风气。"《本草正义》："防己，昔人谓其散风者，以轻能外达言之，实则疏散而清利湿热是其专职，颇与木通之体用相近，则专治湿热有余，二便不利，而是非风家主药。"现代中医药研究报道：汉防己含多种生物碱，已经提纯的有汉防己甲素（粉防己碱）、汉防己乙素（去甲粉防己碱及酚性生物碱）。汉防己甲素有消炎、抗过敏、解热、镇痛、扩张血管和明显的降压作用。其降压作用是通过对血管运动中枢和交感神经的抑制及对血管的直接作用。汉防己甲素还能刺激脑垂体——肾上腺皮质系统而使皮质功能亢进。汉防己乙素也有类似汉防己甲素的作用而较弱。汉防己对阿米巴原虫、志贺氏痢疾杆菌及皮肤真菌有抑制作用。

# 135 秦艽

**秦艽苦辛平痛肿　胃肝湿热胆黄清**
**风家润药退虚热　生物碱甲皮质兴**

秦艽，味苦、辛，性平，归胃、肝、胆经，具有祛风湿、止痹痛、退虚热、利湿退黄的功效。用于风湿痹痛，四肢挛急，无论寒热，皆可应用；阴虚发热，潮热盗汗；湿热黄疸等证。祛风湿药大多辛燥，而秦艽性平质润，无燥烈之弊，且能退热除蒸，故有"风家润药"之称（但性润之品，每多滑肠，故脾虚便溏者不宜用之）。《本经》："主寒热邪气，寒湿风痹肢节痛，下水，利小便。"

《别录》："疗风，无问久新，通身挛急。"《药性论》："利大小便，瘥五种黄病，解酒毒，去头风。"《日华子本草》："传尸骨蒸，治疳及时气。"

《本草纲目》："秦艽手足阳明经药也，兼入肝胆，故手足不遂、黄疸、烦渴之病须之，取其去阳明之湿热也。阳明有湿则身体酸疼烦热，有热则日晡潮热骨蒸。"

现代中医药研究报道：秦艽生物碱甲（即龙胆碱）有如下作用：1. 能通过神经体液系统间接影响脑垂体，促使肾上腺皮脂功能增强，释放肾上腺皮质激素，故产生抗炎作用。2. 使毛细血管渗透压明显降低，对实验性关节炎有加速关节部肿胀消退作用。3. 具有一定的镇静、镇痛作用（对中枢神经的作用）。4. 有解热作用，能使人工发热动物体温下降。5. 降压作用（与迷走神经无关，可能是直接抑制心脏结果）。6. 拮抗组胺和乙酰胆碱，故有抗过敏作用。龙胆苦甙对疟原虫有抑杀作用；能促进胃液及游离盐酸的分泌增加。

# 136  豨莶草

**豨莶苦寒肝肾入　祛湿热痹利筋骨**
**高压头晕肢麻木　汤洗风疹瘙痒除**

豨莶草，味苦、性寒，归肝、肾经，具有祛风湿、利筋骨的功效，用于风湿痹痛偏于湿热者为宜；酒制蒸熟，能强筋骨，适用于四肢麻木，腰膝无力，中风口眼㖞斜、半身不遂等。有降血压作用，对高血压病头晕兼有四肢麻木、腰膝无力者较为适宜。还可单用煎汤代茶饮，并可煎汤洗澡，治疗风疹瘙痒。

《本草述》："凡患四肢麻痹，骨间疼，腰膝无力，由于外风湿者，生用，不宜熟；若内因属肝肾两虚，阴血不足者，九制用，不宜生。"《本草图经》："治肝肾风气，四肢麻痹，骨间疼，腰膝无力者。""兼主风湿疮，肌肉顽痹。"现代中医药研究报道：豨莶草的水浸液和30%乙醇浸出液，有降低麻醉动物血压的作用。

# 137  臭梧桐

**臭梧桐苦平归肝  风湿痛麻合豨莶**
**周身湿疹痱子洗  降压丸散不热煎**

臭梧桐，味苦、性平，归肝经，具有祛风湿的功效，用于风湿痹痛，肢体麻木，单用或与豨莶草同用。此外，煎汤洗浴，可治疗周身湿疹或痱子发痒。还有降血压作用，但用时宜制成丸散剂，不宜高热煎煮，否则会减弱降压作用。《纲目拾遗》："洗鹅掌风，一切疮疥，煎汤洗汗斑。湿火腿肿久不愈者，同苍耳子浸酒服。并治一切风湿，止痔肿，煎酒服。治臁疮，捣烂作饼，加桐油贴。"现代中医药研究报道：臭梧桐水浸剂和煎剂有降压作用，其降压成分可能是生物碱或高分子有机酸的盐类。降压作用的发生是由于中枢神经系统的抑制、对血管的直接扩张和阻断神经节等。臭梧桐又有镇静和镇痛作用。

## 138　木瓜

木瓜酸温归肝脾　　湿痹暑热筋转急
脚气湿肿软无力　　抗炎消肿渴《拾遗》

　　木瓜，味酸、性温，归肝、脾经，具有化湿、舒筋、和胃的功效，用于风湿痹痛，肢体酸重疼痛，筋脉拘急，湿邪偏胜者；夏月暑湿，阻于胃肠，见呕吐，泄泻，腹痛，转筋（血虚）（急性胃肠炎腓肠肌痉挛）等，随偏寒、偏热之症配伍应用；亦可用于湿气（湿邪）引起的脚气肿痛（湿脚气；干脚气不肿），沉重痿弱无力；文献报道具有抗炎、消肿、止渴（《本草拾遗》）等作用。《别录》："主湿痹邪气，霍乱大吐下，转筋不止。"《本草拾遗》："下冷气，强筋骨，消食，止水利后渴不止，作饮服之，又脚气冲心，取一颗去子，煎服之。"现代中医药研究报道：木瓜含齐墩果酸。水煎剂对蛋白性关节炎有明显的消肿作用。

## 139　丝瓜络

丝瓜络甘性偏凉　　祛风通络镇痛强
胃肝胸胁关节痛　　乳汁不通含聚糖

　　丝瓜络，味甘、性平、偏凉，归胃、肝经，具有祛风、通络、镇痛的功效，用于风湿痹痛，筋脉拘挛；气血阻滞，经络不通的胸胁刺痛，关节酸痛，以及痈肿疮疡等；还可用于妇人乳汁不通症。《本草纲目》：丝瓜络"能通人脉络脏腑，而祛风解毒，消肿化痰，祛痛杀虫，治诸血病。"

现代中医药研究报道：丝瓜络含皂苷、聚糖类、齐墩果酸物质。齐墩果叶酸具有护肝、抗炎、抗菌、降低血脂、软化血管、强心利尿等作用。

# 140　寻骨风

**寻骨归肝猫耳苦　温通经络痹痛除**
**脘痛单服牙痛漱　高压灭菌药效无**

寻骨风，别名猫耳朵。味苦、性温，归肝经。具有祛风湿，通络，止痛的功效。用于风湿痹痛，肢体麻木，筋骨拘挛，关节不利，煎服或泡酒饮，亦可配伍其他抗风湿药同用；亦用于胃病脘腹疼痛，单味煎服；还可用于牙痛，煎汤含漱。本品经高压灭菌即失去药效。《饮片新参》："散风痹，通络，治关节炎。"现代中医药研究报道：寻骨风的挥发油及提取物总生物碱对大鼠蛋清性"关节炎"有明显的预防作用。非生物碱部分无效。冷浸剂经乙醇沉淀一次所得的制剂对蛋清性及甲醛性"关节炎"均有效，但如果沉淀两次并经高压灭菌者即失去药效。

# 141 白花蛇

**白花蕲蛇金钱蛇　甘咸温毒风中络**
**肝风破伤发痉者　麻风疥癣瘰疮恶**

白花蛇，药材有大小两种：大者称蕲蛇，为蝮蛇科五步蛇的干燥全体，主产于江、浙、福等地；小者称金钱白花蛇，为眼镜蛇科银环蛇的幼蛇干燥全体，主产于两广等地。味甘、咸，性温，有毒，归肝经。具有祛风、通络、止痉的功效。用于风湿顽痹，肢体麻木，筋脉拘急等，配伍羌活、防风、当归、赤芍等以祛风活血；中风日久，半身不遂，配伍黄芪、桂枝、当归、白芍等以补气养血、祛风通络；小儿惊风、破伤风等的痉挛抽搐，角弓反张，常配乌梢蛇、蜈蚣等以加强止痉作用。此外还可用于麻风、顽癣、瘰疬、恶疮等。《开宝本草》："中风湿痹不仁，筋脉拘急，口面㖞斜，半身不遂，骨节疼痛。大风疥癞及暴风瘙痒。脚弱不能久立。"《本草纲目》："通治诸风，破伤风，小儿风热，急慢惊风抽搐，瘰疬，漏疾，杨梅疮，痘疮倒陷。""白花蛇能透骨搜风，截痉定搐，为风痹，惊搐，癫癣恶疮要药。取其内走脏腑，外彻皮肤，无处不到也。凡服蛇酒药切忌见风。"

**附：乌梢蛇**

乌梢蛇，为游蛇科乌风蛇除去内脏的全体。味甘、性平、无毒，功同白花，作用较缓。

# 142 蛇蜕

**蛇蜕衣膜甘咸平　解毒翳定内外风**
**骨胶氨核酸糖酶　抗炎降透保泰松**

---

蛇蜕，为蛇类自然脱下的皮膜，味甘、性平、功能祛风、定惊、止痒、退翳。研末服用于治疗小儿惊风、皮肤发痒；慢性中耳炎可加少许冰片研末吹耳内。现代中医研究报道：蛇蜕有抗炎症作用，急性毒性试验无明显的毒性；对白细胞游走有抑制作用；对足跖浮肿的抑制作用，对角叉菜胶所致浮肿的抑制作用，口服无效。与保泰松一样都无持续抗浮肿作用；对血管通透性亢进的抑制作用；对红细胞热溶血的抑制作用，相当于消炎痛 1mg，保泰松 5mg 对溶血的抑制作用。

# 143 虎骨

**虎骨辛温健骨筋　痹痛无定风毒淫**
**镇痛降透抗炎因　稀少他骨代用临**

---

虎骨，味辛、性温，归肝、肾经。具有祛风止痛、强筋健骨的功效，用于风湿痹痛，痛无定处，四肢拘挛，关节不利及肝肾亏损所致的筋骨萎弱、脚弱无力等筋骨毒风之症。货源稀少，其他脊椎动物如狗骨、猪骨等亦有类似虎骨的药理作用，并有一定的临床疗效，可作为代用品。《药性论》："治筋骨

毒风,挛急屈伸不得,走注疼痛。"《本草纲目》:"追风定痛,健骨。"现代中医药研究报道:虎骨胶对实验大鼠甲醛性和蛋清性关节炎,抑制显著。其消炎机理是通过神经对肾上腺皮质功能的作用所致;还有与降低毛细血管通透性的作用有关系。

# 144  五加皮

**五加辛温北有毒  痹补肝肾强筋骨**
**利水调压降血糖  增免健身抗射辐**

五加皮,味辛、性温,归肝、肾经。具有祛风湿、强筋骨的功效,用于风湿痹痛、筋脉拘挛,以及痹痛日久、肝肾不足、腰膝酸痛、下肢萎弱等,常配伍祛风湿补肝肾药物;还有利湿消肿的功效,用于水肿、小便不利,以及皮肤风湿、瘙痒流水等,可配伍茯苓皮、大腹皮、陈皮、生姜皮等。

药材有五加科落叶小灌木植物细柱五加的根皮南五加和罗藤科木质藤本植物杠柳的根皮北五加两种。历代各家本草所提及是前一种。两者功用基本相同,但祛风湿、强筋骨是南五加为好,利湿消肿是北五加为好。但北五加皮有毒,用量不宜过大,应注意。《别录》:"男子阴痿,囊下湿,小便余沥,女子阴痒及腰脊痛,两脚疼痛风弱,五缓虚羸,补中益精,坚筋骨。"现代中医药研究报道:细柱五加皮(五加皮)具有抗炎、抑制免疫(水煎醇沉)、提高体液免疫(总皂苷和多糖)、镇静镇痛(醇浸膏)、抗(辐射)突变(镉辐射致精子畸形)、抗应激(抗紧张、耐热、耐缺氧)、促进核酸形成以及调整血压、降低血糖、抗肿瘤、抗利尿作用等。杠柳皮（北五加皮）含十余种苷类化合物，所含的强心苷有类似毒毛旋花子甙的作用。强心的同时还有利尿作用。但有毒，可致心脏中毒、呼吸抑制甚至发生充血性心衰而死亡。

# 145 桑枝

**桑枝灌乔性苦平　　祛风通络上肢灵**
**肝热脚气高血压　　得槐柳桃皮痒停**

　　桑枝，为落叶灌木或小乔木桑树的枝叶、桑枝、桑条、嫩桑枝的总称。入药指桑树的嫩枝干燥者。味苦、性平，归肝经。具有祛风通络的功效。用于风湿痹痛，筋脉拘挛，肢体麻木者，对上肢痹痛及风湿热痹（性平但苦降）尤良；常与其他祛风湿药或养血、通络药同用；本品还治湿热脚气肿胀；有显著降压作用。配伍槐枝、柳枝、桃枝可洗遍身瘙痒。《本草图经》："桑枝平，不冷不热，可以常服。""疗遍体风痒干燥，脚气风气，四肢拘挛。"《本草摘要》："桑枝，功专祛风湿拘挛，得桂枝治肩臂痹痛；得槐枝、柳枝、桃枝洗遍身痒。"现代中医药研究报道：桑枝含桑皮素、桑色烯、环桑素、桑木素及鞣质、糖类、酮、酚等，有显著降压作用。

# 146　桑寄生

**桑寄生与槲寄生　痹久肝肾筋骨疼**
**胎动不安高血压　直灭脊髓灰毒灵**

---

桑寄生为寄生科常绿小灌木植物桑寄生或槲寄生的带叶嫩枝。味苦、性平，归肝、肾经。具有祛风湿、补肝肾、强筋骨、安胎、降血压的功效。用于痹症日久，肝肾两亏，腰膝酸痛，筋骨萎软，关节不利等；亦用于肝肾虚损，冲任不固的腰酸，胎动不安，胎漏下血的流产先兆（先兆流产）；还用于高血压病。《本经》："主腰痛，小儿背强，痈肿，安胎，充肌肤，坚发齿，长须眉。"《药性论》："能令胎牢固，主怀妊漏血不止。"现代中医药研究报道：桑寄生与槲寄生均有降血压作用。桑寄生还有利尿作用；对脊髓灰质炎病毒有显著的抑制作用，其抑制原理，可能是直接灭活。

# 147　老鹳草

**老鹳草属牻牛科　辛苦微寒风湿热**
**痹痛跌打大肠泻　抗生抗癌保肝乐**

---

老鹳草，是牻牛儿苗科植物老鹳草的全草。味辛、苦，性微寒，归肝、大肠经。具有祛风湿、清湿热的功效。用于风湿痹痛、泄泻、痢疾，以及跌打损伤等。《纲目拾遗》："祛风，

疏经活血，健筋骨，通络脉。治损伤，痹症，麻木，皮风，浸酒常饮。"

现代中医药研究报道：老鹳草所含鞣质起主要药理作用。全草煎剂对人卡他球菌、金黄色葡萄球菌、福氏痢疾杆菌、乙型链球菌、肺炎球菌等有显著的抑制作用，所含的香叶醇对须发癣菌和奥杜安氏小孢子菌有抑制作用；（鸡胚－血球凝集试验）对亚洲甲型流感病毒京科68-1株和副流感病毒Ⅰ型仙台株有明显的抑制作用；对肠黏膜有收敛止泻作用；还有凝血（水提取物）、利尿、祛痰镇咳（醇沉煎剂）、驱虫（香叶醇）等作用。其鞣质及其分解产物有抗诱变、抗癌作用。还有抗氧化、保肝作用。

## 148　伸筋草

**伸筋草味苦辛温　祛风通络又舒筋**
**关节寒酸儿麻痹　明显解热痢杆菌**

伸筋草，味苦、辛，性温，归肝经。具有祛风湿、舒筋、通络的功效。用于风湿痹痛，筋脉拘急，关节不利，以及跌打损伤等症。《本草拾遗》："主人久患风痹，脚膝疼冷，皮肤不仁，气力衰弱。"《滇南本草》："石松，其性走而不守，其用沉而不浮，得槟榔良。"江西《中草药学》提及伸筋草治小儿麻痹后遗症。现代中医药研究报道：伸筋草主要成分石松碱、棒石松宁碱，以及醇、酮、草酸等。具有降温、降压，以及明显的抑制福氏痢疾杆菌、宋内氏痢疾杆菌的作用。

# 149 透骨草

**透骨草辛小毒温　风湿瘀血归肝肾**
**脚气腰伤阴囊疹　急性噎嗝痛妇人**

---

透骨草，味辛、性温，有小毒，归肝、肾经。具有祛风湿、活血止痛的功效。用于风湿痹痛；跌打损伤、瘀滞疼痛、妇人经闭等症；还用于脚气、腰伤、阴囊湿疹等。其种子名"急性子"，味微苦、性温，具有降气、行瘀的功效，可治疗噎膈、妇女痛经等症。《本草纲目》中记载透骨草"治筋骨一切风湿疼痛挛缩"。《陕甘宁青中草药选》中记载透骨草治"阴囊湿疹"。

# 150 海桐皮

**海桐皮苦性辛平　腰膝酸痛脚热疼**
**疳蟨疥癣牙风虫　不可大量刺桐灵**

---

海桐皮，味苦、辛，性平，归肝、胃、肾经。具有祛风湿、化湿泄热、杀虫消积的功效。用于风湿痹痛，腰膝酸痛；湿热下注，脚膝热痛；小儿虫积疳疾，形瘦腹大，消化不良；疥癣、风虫牙痛等症。本品不可大剂量应用，过量可引起心律失常及低血压等。现代中医药研究报道：海桐皮含刺桐灵碱等生物碱（槲木总皂苷）。具有抗菌、镇痛、抗胃溃疡、提高耐缺氧能力、能麻痹和松弛横纹肌等作用。大剂量应用可引起心律失常及低血压。

# 151  络石藤

**络石苦寒还入心　祛风通络舒脉筋**
**喉痹痛肿能凉血　扩张血管降压亲**

　　络石藤，味苦、性寒，除了具备风湿药特点归肝经外，还归心经。具有祛风热、通经络、舒筋脉、凉血消痈的功效。用于风湿或湿热引起的关节肿痛、筋脉拘挛，以及血热毒邪引起的喉痹肿痛、痈肿疮毒等症。能扩张血管，有降血压作用。《本草纲目》："络石，气味平和，其功主筋骨关节风热痈肿，变白耐老，即医家鲜知用者，岂以近贱而忽之也耶。服之当浸酒耳。"《要药分剂》："络石之功，专于舒筋活络。凡病人筋脉拘挛，不易伸屈者，服之无不获效，不可忽之也。"《得配本草》："络石，配射干、山栀，治毒气攻喉。配参、苓、龙骨，治白浊已甚。"《本经》："主风热死肌痈伤，口干舌焦，痈肿不消，喉舌肿，水浆不下。"现代中医药研究报道：络石藤含牛蒡苷，可使血管扩张，血压下降。但大剂量可使呼吸衰竭。

# 152  海风藤

**海风微温辛苦尝　散邪通络效力强**
**风湿痹痛跌扑痛　冠脉心肌用亦良**

　　海风藤，味辛、苦，性微温，归肝经。具有祛风湿、通经络的功效。用于风湿痹证、肢节酸痛、筋脉拘挛，以及跌仆损伤肿痛等症；对冠状动脉和心肌营养有良好作用。《本草再新》："行经络，和血脉，宽中理气，下湿除风，理腰脚气，治疝，安胎。"现代中医药研究报道：海风藤中的黄酮乙，为治疗冠心病、脑血栓的有效成分。能强心，增加冠脉血流，降低血管阻力；还有抗去甲肾上腺素引起的脑血管痉挛、能使血管扩张，改善血流量；能提高心肌对缺氧的耐受力，增加心肌局部缺血的侧支循环血流量；对内毒素对人体的毒害有拮抗作用，可减轻内毒素和血小板激活因子引起的血压降低；还能拮抗血小板激活因子导致肺血管通透性增加的作用。细叶青蒌藤素有阻抑肿瘤的作用。

# 153  蚕沙

**蚕沙就是家蚕粪　　祛风化湿甘辛温**
**ＡＢＤ蛋叶绿素　　肝脾胃调转筋伸**

蚕沙，就是家蚕的粪便。味甘、辛，性温，归肝、脾、胃经。具有祛风湿、化湿浊的功效。用于风湿痹痛；湿浊腹痛、腹泻、转筋等。《本草求原》："原蚕沙，为风湿之专药，凡风湿瘫缓固宜，即血虚不能养经络者，亦宜加入滋补药中。"《本草拾遗》："炒黄，袋盛浸酒，去风缓诸节不遂，皮肤顽麻痹，腹内宿冷，冷血瘀血，腰脚冷疼。"《名医别录》："主肠鸣，热中消渴，风痹，隐疹。"《圣惠方》："头风白屑作痒，蚕沙烧灰淋汁，洗之。"现代中医药研究报道：蚕沙含有丰富的粗蛋白、叶绿素、胡萝卜素，大量的维生素 A、B 族维生素、维生素 D 及丰富的微量元素。很多成分的衍生物具有促进伤口愈合、抗溃疡、抗诱变防癌、抗肿瘤、抗微生物、抗补体、抗贫血、保肝、降血糖等多方面的生物活性。

## 154　菝葜

菝葜金刚刺风湿　甘酸温肾消渴止
淋带痢疸顽癣痛　鼻咽胃肠癌瘤使

菝葜，别名金刚刺。味甘、酸，性温，归肾、胃、大肠经。具有祛风湿、消肿止痛、解毒利湿等功效。用于风湿痹痛；消渴症；小便淋浊、带下、痢疾、黄疸、顽癣、疔疮痈肿；鼻、咽、胃、肠道癌瘤等。《本草纲目》："菝葜，气温味酸，性涩而收，与草薢仿佛。"江西《中草药学》：解毒祛风，为疮痈要药。治历节痛风，肌肉麻痹，食道癌，牛皮癣。现代中医药研究报道：菝葜具有抗炎、镇痛、抗肿瘤、抗氧化、免疫抑制等多种生物活性。

# 155 油松节

**松节苦温肝肾络　历节风痛肢如脱**
**对抗病原微生物　肿瘤宫血免疫说**

油松节，味苦、性温，归肝、肾经。具有祛风湿的功效。用于风湿痹痛，关节酸痛等症。《别录》："主百节久风，风虚，脚痹疼痛。"《临床常用中药手册》："松节枯燥温散，具有祛风湿、止痛之功，用于风湿痹痛、跌打损伤，因性偏温燥，以治寒痹痛为宜。""风湿痹痛，历节风痛，或脚痹痿软，或腰腿疼痛，单用松节浸酒服，或配羌活、独活、当归、川芎；寒湿甚者，加配细辛、桂枝；治脚拘急转筋，则配木瓜、白芍。"历节风：肢体疼痛，犹如肢节解脱、脱落者。现代中医药研究报道：具有镇痛、镇静、解热、抗炎、抗菌、抗病毒、降血脂、延缓衰老、镇咳祛痰等作用。提取的酸性多糖有抗肿瘤作用。与鱼肝油按一定比例混合，止血迅速，能促进肉芽组织生长，对伤口愈合效果良好，亦可加入止血药中治疗子宫功能性出血。油松节提取的多糖类物质、热水提取物、酸性提取物都具有免疫活性。

# 156 乌头

乌头块根川草乌　乌头子根则称附
附子之下生侧子　块不生子天雄出
川乌大毒草更毒　搜风破寒入筋骨
走串心脾肾和肝　头风脘腹疝亦属

乌头，毛茛科乌头的块根。四川栽培，质实皮不皱，亦生附子、侧子，可炮制去毒，一头尖，为川乌；东北、华北野生不能栽培，质虚皮多皱，毒更大不可制，两头尖，为草乌。

川乌头所生的子根称为附子。附子之下所生者称为侧子。不生子的乌头则称为天雄。

乌头辛苦、大热大毒，草乌毒性更大，搜风破寒之功深入筋肌骨髓，行走串通肝、心、脾、肾等脏腑经络，风湿痹痛、风寒头痛、脘腹冷痛、寒疝急痛及跌打损伤瘀血痛等诸寒痛麻木均属应用范围。

# 六、芳香化湿药

## 归类歌

芳香苍术厚朴花　藿香佩兰蔻果砂

【苍术　厚朴（附厚朴花）　藿香　佩兰　白豆蔻　草豆蔻　草果　砂仁】

# 157 苍术

苍术燥湿辛温苦　湿困脾胃湿痹除
影响脊髓和中枢　死肌夜盲角软服

苍术，味辛、苦，性温，归脾、胃经。具有燥湿健脾、祛风湿、明目的功效。用于湿阻中焦（湿困脾胃）的脘腹胀闷、食欲不振、大便泄泻、舌苔白腻等；风湿痹症，尤以湿邪偏重的关节肿痛、发热、口渴、苔黄脉数者；湿热下注的足膝红肿疼痛或萎软，配黄柏同用；用于夜盲症，可与猪肝或羊肝同食。《本经》："风寒湿痹，死肌，痉，疸。"《珍珠囊》："能健胃安神，诸湿肿非此不能除。"刘完素："明目，暖水脏。"宋代《太平圣惠方》中即有用苍术为主治疗青盲雀目之方。近代报道其含维生素A、维生素D两种维生素，故对夜盲症及角膜软化症有效。现代中医药研究报道：苍术含挥发油，其主要成分是苍术醇、茅术醇、β-桉叶醇苍术酮等；又含有大量的维生素A和维生素D（水煎剂不含维生素A）等。其作用影响脊髓和中枢神经。小剂量呈镇静作用，同时使脊髓反射亢进；大剂量则使血压下降和抑制中枢神经，甚至最终可致呼吸麻痹而死亡。无利尿作用，但却有显著的排钠、钾、氯的作用。

# 158 厚朴

**厚朴苦温辛消胀　燥湿行气导滞长**
**湿阻中焦痰壅肺　肌松压降脉搏忙**

　　厚朴，味苦、辛，性温，归中焦脾、胃、肺经。具有燥湿行气导滞，下气平喘的功效。用于湿阻中焦，气机郁滞，脘腹胀满；积滞便秘，脘腹胀满；痰湿壅肺，肺气上逆的咳喘痰多，胸部胀满，舌苔厚腻等症。《本草汇言》："厚朴，宽中化滞，平胃气之药也。凡气滞于中，郁而不散，食积于胃，羁而不行，或湿郁积而不去，湿痰聚而不清，用厚朴之温可以燥湿，辛可以清痰，苦可以下气也。"《别录》："消痰下气，疗霍乱及腹痛胀满。"王好古："主肺气胀满，膨而咳喘。"现代中医药研究报道：厚朴含厚朴酚、厚朴醛、木兰箭毒碱、挥发油等。厚朴煎液对横纹肌运动神经末梢有一定麻痹作用，故对横纹肌强直收缩有缓解作用，使肠管紧张度下降，消除和减轻鼓肠现象。临床上，在针麻下做子宫切除术前，吞服5~10克厚朴粉，术后一般在24~36小时内有肛门排气，并无其他不适。箭毒碱引起的运动神经末梢麻痹，可引起全身骨骼肌松弛。厚朴煎剂对肺炎球菌、白喉杆菌、志贺氏及施氏痢疾杆菌、伤寒杆菌、金黄色葡萄球菌（比黄连、黄芩更强）等有较强的抑制作用；对病毒性肝炎有改善肝脏实质病变的作用。厚朴还有降压作用，同时反射性地引起呼吸兴奋、心率脉搏加快。或有镇静、镇痛、平喘等作用。

**附：厚朴花**

厚朴花，是厚朴的花蕾，性辛温，功能芳香化湿，行气宽中，用于气滞或湿浊引起的胸闷、腹胀等。

## 159　藿香

藿香辛温化湿暑　解表和中止呕吐
舌垢漾漾欲泛主　抑钩癣菌微管舒

藿香，味辛、性微温，归脾、胃经。具有化湿解暑、疏散表邪、和中止呕的功效。用于湿阻中焦的脘闷纳呆、恶心呕吐、大便溏薄、肢体倦怠、舌苔白腻等；暑湿证见身热困倦、胸闷腹胀、小便短赤、便溏不畅、脉濡、舌苔黄腻等；风寒表证兼见湿阻中焦症状（胃肠型感冒）；胃寒呕吐、妊娠呕吐等。《本草正义》："藿香芳香而不嫌其猛烈，温煦而不偏于燥烈，能祛除阴霾湿邪，而助脾胃正气，为湿困脾阳，倦怠无力，饮食不好，舌苔浊垢者最捷之药。""藿香虽不燥烈，然究是以气用事，惟舌有浊垢，而漾漾欲泛者最佳。若舌燥光滑，津液不布者，咸非所宜。"《别录》："去恶气，止霍乱，心痛。"《本草图经》："治脾胃吐逆，为最要之药。"现代中医药研究报道：全草含挥发油，主要成分为甲基胡椒酚、柠檬烯、丁香烯、伞花烃、芳香醇等。对胃肠神经有镇静作用，能促进胃液分泌，增强消化力，并能扩张微细血管。藿香对钩端螺旋体有抑制作用，对常见的致病性皮肤癣菌有较强的抗菌作用。

# 160  佩兰

**佩兰菊科是兰草　夏割头刀秋二刀**
**化湿和中解暑好　直抑流感血糖高**

---

佩兰为菊科多年生草本植物兰草的地上部分，主产于江苏、江西、河北、广东等地，夏季收割头刀，秋季收割二刀，切断晒干，亦有用鲜品者。味辛、性平，归脾、胃经。具有化湿、和中、解暑的功效。用于湿阻中焦的胸脘痞闷、食欲不振、恶心呕吐、舌苔白腻或口中甜腻等；夏令感受暑湿或湿温初起见恶寒发热、头胀脘闷、口腻纳呆等。《素问·奇病论》："津液在脾，故令人口甘也，此肥美之所发也……治之以兰，除陈气也。"现代中医药研究报道：佩兰所含的挥发油，对流感病毒有直接的抑制作用。

# 161  白豆蔻

**白蔻精油除蛔蒿　亦辛亦温温中焦**
**行气化湿并止呕　异常发酵积气消**

---

白豆蔻含精油，其主要成分为除蛔蒿油素。白豆蔻和其他芳香化湿药一样，也具有味辛、性温，归脾、胃经的特点。具有化湿、行气、温中、和胃、止呕的功效。用于湿阻中焦证；湿温初起证的胸闷不饥，苔腻脉濡症；寒湿中阻（阻滞中焦）

证的呕吐症等。《医学启源》："散胸中滞气，感寒腹痛，温暖脾胃。"《开宝本草》："主极冷气，止呕逆反胃，消谷下气。"现代中医药研究报道：白蔻仁可促进胃液分泌，兴奋肠的蠕动，抑制肠内异常发酵，驱除胃肠内积气，并具有止呕作用。

## 162　草豆蔻

草蔻亦是姜科属　　燥湿温中寒湿除
身受寒邪食寒物　　痛呕用如鼓应桴

草豆蔻，也是属于姜科植物。味辛、性温，归脾、胃经。具有燥湿、温脾胃的功效。用于寒湿郁滞脾胃的脘腹胀痛，呕吐清涎，食欲不振，大便溏薄舌苔厚腻等。《本草纲目》："豆蔻治病，取其辛热浮散，能如太阴、阳明，除寒燥湿，开郁化食之力而已。南地卑下，山岚烟嶂，饮啖酸咸，脾胃常多寒湿郁滞之病，故食料必用，与之相宜。然过多亦能助脾热，伤肺损目。(《本草纲目》所载之豆蔻，即现称之草豆蔻)。朱震亨："草豆蔻性温，能散滞气，消膈上痰。若明知身受寒邪，日食寒物，胃脘作疼，方可温散，用之如鼓应桴；或湿痰郁结成病者，亦效。"

# 163 草果

草果比较草蔻者　蔻温脾胃清爽多
草果气猛辣戟舌　燥湿截疟疫瘴浊

　　草果，味辛，性温，归脾、胃经，芳香化湿的功效，用于寒湿阻滞、脘腹痞满、食欲不振、舌苔厚腻等。因草果与草豆蔻同属姜科，性味功用又基本相似，尚有人误认为一物，故多种文献及教材都把二者相比较。《本草纲目》将两者同列于"豆蔻"项下，但已指出"今建宁所产豆蔻大如龙眼而形微长，其皮黄白而棱峭，其仁大如缩砂仁而辛香气和。滇广所产草果，长大如诃子，其皮黑而棱密，其子粗而辛臭"。可见各有特点：草豆蔻辛香气爽和顺，樟味似凉。温脾健胃作用较好，主要用于寒湿郁滞，脾胃虚寒证；草果辛香气浊猛浓（一种特殊的臭气），辛辣戟舌，燥湿作用较强，且能截疟辟秽，主要用于湿浊郁伏，瘟疫瘴疟证。李杲："温脾胃，止呕吐，治脾寒湿、寒痰；益真气，消一切冷气膨胀，化疟母，消宿食，解酒毒，果积。兼辟瘴解瘟。"《本草纲目》："草果，与知母同用，治瘴疟寒热，取其一阴一阳无偏胜之害。盖草果治太阴独胜之寒，知母治阳明独胜之火也。"

# 164 砂仁

**砂仁辛温芳香药　子叶同含樟龙脑**
**化湿行气醒脾胃　消积除胀安胎好**

砂仁，味辛、性温，归脾、胃经，是著名的气味芳香化湿药（春砂仁、阳春砂、缩砂等），子和叶都含挥发油，油的主要成分为樟脑、龙脑。具有化湿行气、醒脾和胃、安胎的功效。用于湿阻中焦或脾胃气滞的胸脘胀满、不欲饮食、恶心呕吐、腹痛泄泻、胎动不安等症。张元素："治脾胃气结滞不散。"。杨士瀛："和中，行气，止痛，安胎。"《本草新编》："砂仁，只可为佐使，以行滞气，所用不可过多，用之补虚丸中绝佳，能辅助补药，行气血于不滞也。补药味重，非佐之消食之药，未免过于滋益，反恐难于开胃，入之砂仁，以苏其脾胃之气，则补药尤能消化，而生精生气，更易之也。"现代中医药研究报道：含挥发油和皂苷。挥发油的主要成分为右旋樟脑、龙脑、乙酸龙脑酯、芳樟醇、橙花椒醇等。挥发油有健胃作用，能促进胃液分泌，排除消化道积气。

# 七、消食药

## 归类歌

消食山楂曲麦芽　莱菔内金阿谷芽

（山楂　神曲　建曲　麦芽　莱菔子　鸡内金　阿魏　谷芽）

# 165　山楂

山楂酸温肝胃脾　焦消食积生散瘀
缩宫扩管增冠流　脂醇高压杆菌祛

---

　　山楂，味酸、甘，性微温，归肝、脾、胃经。焦山楂具有消食化积的功效，生山楂具有散瘀化滞的功效。用于饮食积滞，尤以消化肉积见长；亦可用于泻痢夹食滞者；产后瘀滞腹痛，恶露不尽，血瘀痛经等。能收缩子宫，扩张血管，增加冠状动脉血流量，能消化脂肪类食物，用于高脂血症、高血压病、冠状动脉粥样硬化性心脏病等。焦山楂煎剂对各型痢疾杆菌及绿脓杆菌均有显著的抑制作用。《日用本草》："化食积，行结气，健胃宽膈，消血痞气块。"《医学衷中参西录》："山楂，若以甘药佐之（如甘草、蔗糖），化瘀血而不伤新血，开郁气而不伤正气，其性尤和平也。"现代中医药研究报道：山楂含山楂酸、柠檬酸、维生素C等成分，食之能增加胃中酶类分泌，促进消化功能；还含有一种解脂酶，能帮助消化脂肪类食物；能收缩子宫，使宫腔内血块易于排出，促进产后子宫复原而奏止痛止血之效。有扩张血管，增加冠状动脉血流量，降低血压等作用，用于治疗高脂血症、高血压病、冠状动脉粥样硬化性心脏病等有一定疗效。焦山楂煎剂对各型痢疾杆菌及绿脓杆菌均有显著地抑制作用。

# 166  神曲

**神曲六神发酵辛  消食和胃陈久珍**
**炒焦功专谷麦酒  维乙酶类脂固醇**

神曲，也称六曲、六神曲，是用面粉和其他药物混合后经发酵而成的加工品。

制法：以面粉加麦麸、杏仁泥、赤小豆粉、鲜青蒿、鲜苍耳草、鲜辣椒的自然汁六味，混合拌匀，做成小块，放入框内，盖以麻叶，保温发酵约1周，长出菌丝（生黄衣）后，取出晒干即成。

味甘、辛，性温，归脾、胃经。具有消食和胃的功效。品质以陈久者为良，炒焦用。主要用于消化不良，饮食积滞，尤其是米面谷酒积滞引起的脘腹胀闷，嗳腐厌食，以及食积泻痢等症。现代中医药研究报道：神曲为一种酵母制剂，其中含有维生素B复合体、酶类、麦角固醇、蛋白质及脂肪等，具有促进消化，增进食欲的作用。

# 167  建曲

**建曲又名范志曲  食滞兼感风寒益**
**发散风寒加六曲  化湿和中兼理气**

建曲，又名范志曲，是六曲加厚朴、木香、白术、青皮、紫苏、羌活等40多种药制成，是在六曲的基础上增加了发散风寒、理气和中化湿作用的药物（亦可说是发散风寒等药加六曲而成），适用于食滞不化兼感风寒者。

## 168　麦芽

**麦芽甘平消食长　米面薯芋尤善良**
**妇女回乳婴伤乳　炒香开胃生力强**

麦芽，味甘、性平，归脾、胃经。具有消食的功效，尤善消米、面、薯、芋等食物之积；具有回乳的功效，用于妇女断乳，单用生麦芽煎服；此外还常用于婴儿伤乳（乳积）。《药品化义》："大麦芽，炒香开胃，以除烦闷。生用力猛，主消麦面食积，癥瘕气结，胸膈胀满，郁结痰饮，小儿伤乳，又能行上焦滞气。"现代中医药研究报道：麦芽所含的淀粉分解酶，有促进消化的作用。越嫩越短的芽含酶量越高，微炒对酶无影响，如炒焦则降低酶的活力。

## 169　莱菔子

**莱菔子辛消食胀　降气化痰肺通畅**
**鲜汁甘凉止血渴　地骷髅根利水棒**

莱菔子，味辛、甘，性平，归脾、胃、肺经。具有消食除胀、降气化痰的功效。用于食积气滞的脘腹胀满、嗳气吞酸及泻痢不爽；痰壅气阻的咳嗽、气喘、痰多等。《日华子本草》：
"水研服吐风痰，醋研消肿毒。"《滇南本草》："下气宽中，
消膨胀，降痰，定吼喘，攻肠胃积滞，治痞块，单腹疼。"现
代中医药研究报道：莱菔子生品和经炒、制的炮制品，三种制
品均能对抗肾上腺素对肠管的抑制作用。

莱菔汁：为鲜萝卜捣烂绞取的自然汁。味甘、性凉，除有
下气消食、化痰利咽之功外，还有止血、止渴之效。常用于食
积胀满、痢疾、痰嗽失音，还用于吐血、衄血、消渴等。

地骷髅：为萝卜的老根，经晒干而成。味甘、辛，性平。
除消食、化痰之功外，还有利水之效。用于食积气滞、咳嗽痰多，
还用于水肿症等。

# 170　鸡内金

**鸡内金是肫内壁　含胃激素促分泌**
**膀胱遗尿肾精遗　尚有消尿胆石力**

鸡内金，就是鸡肫的内壁。含有胃激素，服后能促进胃液
分泌量增加。味甘、性平，归脾、胃、肾、膀胱经。除具有消
食化积之功外，还有涩精止遗、消石之效，用于消化不良、饮
食积滞、小儿疳积等，单用或随虚实配伍他药；用于遗精及小
便频数，常配伍他药应用；还用于尿路结石、胆结石等，研末
吞服。《滇南本草》："宽中健脾，消食磨胃，治小儿乳食结
滞，肚大筋青，痞积疳积。"《日华子本草》："止泄精并血尿，
崩中，带下，肠风，泻痢。"《别录》："主小便利，遗溺，除

热止频。"现代中医药研究报道：鸡内金所含的胃激素，口服后能促进胃液分泌量增加，酸度增高，胃的运动机能增强，排空加速。胃激素易受高热破坏，故本品以生用、研末吞服为佳。

## 171　阿魏

**阿魏新疆戈壁滩　苦辛温消脾胃坚**
**含硫树脂阿魏酸　抗敏孕炎菌虫添**

阿魏，是生于新疆戈壁滩及荒山上的伞科草本植物阿魏的半干燥胶树脂。味苦、辛，性温，归脾、胃经。具有消痞、去积、散风、杀虫的功效。用于食积、虫积、癥瘕痞块、皮肤瘙痒等症。含有含硫树脂、阿魏酸等，具有抗敏、抗早孕、抗炎、抗菌、杀虫的作用。《本草经疏》："阿魏，其气臭烈殊常，故善杀诸虫，专辟恶气。辛则走而不守，温则通而能行，故能消积、利诸窍，除秽恶也。""脾胃虚弱之人，虽有痞块坚积，不可轻用。"现代中医药研究报道：阿魏含阿魏树脂、胶质及含硫挥发油（含醚、蒎烯）、阿魏酸等。具有抗敏、抗早孕、抗炎、降低鸟嘌呤核糖苷、增加心率、祛痰、抑菌、杀虫、延长血凝时间等作用。

# 172  谷芽

谷芽稻粒水泡生　　消食化积又和中
功同麦芽性较缓　　炒焦淀粉酶力轻

谷芽，为一年生草本植物稻的成熟果实，经发芽干燥而成。就是将稻粒用水浸泡后，保持适宜的温、湿度，待须根（俗称"芽"）长至约 1 厘米时，去除晒干。味甘、性平，归脾、胃经。具有消食化积、健脾和中的功效，用于消化不良、饮食积滞。功用同麦芽而性较缓和，二者常同用，以加强消食作用。

传统认为，麦芽、谷芽炒用可加强消化作用，但经实验表明，二者的消食作用主要是所含的淀粉酶，此酶不耐高温，炒焦煎汤会使淀粉酶活力降低。炒焦的活性为生者 25%，煎剂的效力仅为其干粉的 5%。因此，二者以生品或微炒研末吞服为宜。

现代中医药研究报道：谷芽所含 $\beta$ - 淀粉酶能将糖淀粉完全水解成麦芽糖，$\alpha$ - 淀粉酶则能使之分解成短直链缩合葡萄糖，但所含淀粉酶量较少，其消化淀粉的功能不及麦芽。

### 附：化湿与消食相配歌

化湿消食药常配　　二者归经皆脾胃
化湿辛温消食甘　　中焦之湿食积退

芳香化湿药和消食药常配合应用，二者的归经都是脾胃，芳香化湿药多味辛、性温，消食药都味甘，多用于中焦湿阻、食积之症。

# 八、利水渗湿药

## 归类歌

利水渗湿茯苓皮　　猪苓泽泻茵陈薏
车前滑石木通草　　金钱砂石地肤萆
大腹葫芦玉米须　　小豆冬瓜瞿蓄
冬葵鱼脑三白鸡　　杠板蟋蟀蝼蛄荠

【茯苓　茯苓皮　猪苓　泽泻　茵陈（茵陈蒿）　薏苡仁　车前子　滑石　木通　通草　金钱草　海金沙　石韦　地肤子　草薢　玉米须　赤小豆　冬瓜　瞿麦　萹蓄　冬葵子　鱼脑石　三白草　鸡骨草　杠板归　蟋蟀　蝼蛄　荠菜】大腹皮歌见驱虫类槟榔

# 173 茯苓

茯苓甘平淡渗利　　健脾宁心安神宜
水湿痰饮湿热去　　功专水肿茯苓皮

---

茯苓，味甘、淡，性平，归心、脾、肾经。具有利水渗湿、健脾、安神的功效。用于水湿停聚的小便不利、水肿胀满等；痰饮内停的胸胁痞满、眩晕心悸或短气而咳等；湿热下注的小便淋沥疼痛；脾弱运迟，食少便溏；以及心神不宁、心悸、失眠等症。茯苓皮为茯苓菌核的外皮，性味同茯苓，功能利水消肿，专用于水肿，生姜皮、陈皮、大腹皮等同用。

# 174 猪苓

猪苓甘淡性微寒　　归肾膀胱水停泛
淋肿脚气白浊带　　较强利尿癌改善

---

猪苓，味甘、淡，性微寒，归肾、膀胱经。具有利水渗湿的功效。用于水湿停聚的小便不利，水肿胀满，淋浊，带下，脚气等。《本草化义》："猪苓，行水之功多，久服必损肾气，昏人目。"《本草纲目》："猪苓淡渗，利小便与茯苓同功，但入补药不如茯苓也。""治淋，肿，脚气，白浊，带下，妊娠子淋小便不利。"现代中医药研究报道：猪苓具有比较明显的利尿作用，并能促进钠、氯、钾等电解质的排出，可能是由

于抑制了肾小管重吸收机能的结果。猪苓提取物（主要为猪苓多糖）对实验性肿瘤有抑制作用，且无明显毒副作用。

## 175　泽泻

**泽泻甘寒利尿卓　膀胱湿热肾虚火**
**淋沥痰眩阴汗渴　血醇压糖降亦妥**

泽泻，味甘、性寒，归肾、膀胱经。具有利水渗湿、泄热的功效。用于水湿停聚的小便不利，水肿胀满，大便泄泻，或湿热下注，淋浊，带下等；以及痰饮所致的眩晕。《别录》："治消渴，淋沥，逐膀胱、三焦停水。""扁鹊云，多服病人眼。"现代中医药研究报道：有显著的利尿作用，能增加尿量、尿素和氯化物的排泄；降血脂，对血中胆固醇有轻度抑制作用，能减轻动脉粥样硬化的发展。此外还有护肝、降低血压、降低血糖的作用。

## 176　茵陈

**茵陈苦寒退黄要　肝胆湿热均显效**
**洗疮湿痒抗病毒　解热降压还利尿**

茵陈（茵陈蒿），味苦、性微寒，归肝、胆经。具有清热利湿、退黄疸的功效。是治疗黄疸病的主要药物。用于阳黄的发热、小便不利、便秘、腹胀等，配大黄、栀子以清热利湿退黄；阴黄的寒湿偏重见四肢不温，便溏等，配附子、干姜、甘草以温中利湿退黄。《医学衷中参西录》："茵陈善清肝胆之热，兼理肝胆之郁，热消郁开，胆汁入小肠之路毫无阻隔也。"《本经》："主风湿寒热邪气，热结黄疸。"《千金方》："治遍身风痒生疥疮，茵陈不记多少，煮浓汁洗之。"现代中医药研究报道：茵陈有明显的利胆作用，在显著增加胆汁分泌亢进的同时，也增加了胆汁中固体物、胆酸和胆红素的排出量。此外，还有解热、抗菌、抗黄曲霉、抗钩端螺旋体、抗炎（咖啡酸升高白细胞）、抗生育（咖啡酸）、降压、利尿、保肝、抑制肠运动，以及（茵陈）参与调节免疫和诱生干扰素等作用。

# 177　薏苡仁

苡仁微寒淡甘利　渗湿健脾除湿痹
肺痈排脓癌胞抑　小兴大麻肺呼吸

薏苡仁，味淡、甘，性微寒，归脾、胃、肺经。具有利水渗湿、健脾止泻、除痹舒挛、清热排脓的功效，用于水湿停聚、小便不利、水肿、脚气等；脾虚有湿，泄泻；痹症湿邪偏盛，身重酸痛，筋脉拘挛；肺痈、肠痈痈脓已成者。《本草纲目》："薏苡仁，阳明药也，能健脾益胃。虚则补其母，故肺痿、肺痈用之。筋骨之病，以治阳明为本，故拘挛筋急、风痹者用之。土能胜水除湿，故泄泻、水肿用之。"现代中医药研究报道：薏苡仁所含薏苡仁油、薏苡素与脂肪酸皆能阻止或降低横纹肌之收缩作用,使血糖有所下降。小量薏苡仁油能兴奋呼吸,大量则麻痹,能使肺血管显著扩张。对离体蛙心及兔肠,低浓度呈兴奋作用,高浓度呈抑制作用。对子宫一般呈兴奋作用。薏苡素还有镇静、镇痛及解热作用。还有薏苡仁对癌细胞有阻止成长及伤害作用的报道。

### 附:薏苡根

薏苡根,为薏苡的根。味甘、性微寒。功能清热、利尿,适用于黄疸、水肿、淋病、带下、虫积腹痛等。用量10~15克。孕妇慎用。

# 178　车前子

**车前清利性甘寒　肾淋肝目肺热痰**
**水肿泄泻用亦善　排尿素酸降压贤**

车前子,味甘、性寒,归肾、肝、肺经。具有清热利湿、清肝明目、清肺化痰等功效。用于下焦湿热见小便淋沥涩痛;湿热泄泻;水肿、小便不利等。肝火上炎的目赤肿痛,以及高血压。肺热咳嗽痰多。现代中医药研究报道:有利尿作用,同时能增加尿素、尿酸等的排泄量,有降血压作用。

### 附:车前草

车前草,为车前的全草。性味、功效与车前子基本相同,除清热利湿外,又能清热解毒,用鲜品捣烂外敷,可治痈肿。用量5~10克,外用适量。

# 179 滑石

滑石甘寒清膀胱　暑热夹湿闹胃肠
收涩湿疹痱子痒　护肠止泻不鼓肠

---

滑石，味甘、性寒，归膀胱、胃、大肠经。具有清热利湿、清热解暑、外用收涩等功效。用于膀胱湿热的小便淋沥热痛；暑热夹湿的烦热渴、小便不利或泄泻；外用皮肤湿疹、痱子及创面，能形成被膜，吸收分泌物、保护创面、促进结痂作用等。所含的硅酸镁有吸附和收敛作用，能保护肠管，止泻而不引起鼓肠。

# 180 木通

木通清利因苦寒　膀胱小肠尿涩难
尤泻心经火上炎　孕忌过量泄人元

---

木通，味苦、性寒，归心、小肠、膀胱经。具有清热利湿、活血通乳等功效。用于膀胱湿热的小便短赤、淋沥涩痛，或心火上炎的口舌生疮、心烦、尿赤；湿热痹证的关节肿痛；产妇乳汁不通等。孕妇禁忌。不可过量应用，以免泄伤元气。《本草新编》："木通、逐水气、利小便，亦佐使之药，不可不用，而又不可多用，多用则泄人元气。或疑木通利水去滞气，亦有益之品，而谓泄人元气何也？夫木通利水，功何异于猪苓，但

嫌其苦寒损胃，非若淡泻之无害也，胃气既伤，元气必耗，故用之为佐使则有功无过，倘多用之为君，则过于祛逐，元气必随水而走，安得不耗哉？"

# 181　通草

**通草性味甘淡凉　利湿通淋行膀胱**
**胃气上达能通乳　较木通缓无峻伤**

通草，味甘、淡，性凉，归膀胱、胃经。具有清热利湿、通乳等功效。用于膀胱湿热的小便短赤、淋沥涩痛；产后乳汁不通或稀少等。与木通比较，性缓，没有峻厉伤元之弊。《纲目》："通草，……引热下降而利小便；入阳明胃经，通气上达而下乳汁；其气寒，降也，其味淡，升也。"《本草正义》："通草，……此物无气无味，以淡用事，故能通行经络，清热利水，性与木通相似，但无其苦，则泄降之力缓而无峻厉之弊，虽能通利，不甚伤阴，湿热之不甚者宜之。若热甚闭结之症，必不能及木通之捷效，东垣谓利阴窍，治五淋，除水肿癃，亦惟轻症乃能有功耳。"

# 182　金钱草

**钱草甘苦微寒咸　排石膀胱肾胆肝**
**湿热淋涩与黄疸　解毒消肿又软坚**

---

金钱草，味甘、苦、咸，性微寒，归膀胱、肾、肝、胆经。具有清热利湿排石、利胆退黄、解毒消肿等功效。用于热淋小便不利、淋沥涩痛；石淋（尿路结石）；胆石症；湿热黄疸；毒蛇咬伤、疮痈红肿热痛、跌打损伤等。《药性歌》（龚廷贤）"金钱草咸、利尿软坚、通淋消肿、结石可痊。"王安卿《采药志》："发散头风风邪。治脑漏，白浊热淋，玉茎肿痛，捣汁冲酒吃。"《纲目拾遗》："去风散毒。煎汤洗一切疮疥。"《安徽药材》："治膀胱结石。"《陆川本草》："消肿止痛，破积。治妇人小腹痛。"

# 183　海金沙

**海金沙是植物生　孢子甘寒膀胱经**
**通淋排石球杆菌　疸带刀伤毒用藤**

---

海金沙为海金沙科多年生攀缘草本植物海金沙的成熟孢子。味甘、性寒，归膀胱经。具有清热利湿、通淋排石等功效。用于湿热淋病或水肿，尤常用于石淋。海金沙藤，为海金沙的茎藤，味甘、性寒，功能清热解毒、利尿，除适用于热淋、石

淋、水肿外，还用于黄疸以及妇女湿热带下、刀伤出血及肿毒（焙干研粉外敷）等。《本草纲目》："治湿热肿满，小便热淋、膏淋、血淋、石淋，茎痛，解热毒气。"《本草正义》："利水通淋。治男子淫浊，女子带下。"广州部队《常用中草药手册》："治尿路感染，尿路结石，肾炎水肿，感冒发热，小便短赤，肠炎，痢疾。"《江西草药》："清热解毒，利尿除湿。治肝炎，肾性水肿，皮肤湿疹，水痘，尿血，痄腮，风火牙痛，喉蛾，白喉，带状疱疹，小儿疳积。"现代中医药研究报道：所含的反式对香豆酸具有利胆作用。海金沙中的咖啡酸也有利胆保肝作用。但亦有文献报道海金沙并无利尿作用。还有文献报道病人一次服海金沙 150g（煎服）后不久出现舌麻、恶心、头晕、畏寒、尿频等严重不适症状。

**附：孢子**

孢子：只要是专门生殖的细胞，正常情况下不需要两两结合就可以单个细胞发育成一个个体，就是孢子。

# 184 石韦

**石韦膀胱湿热利　淋沥血尿数如遗**
**寒苦清肺咳喘血　湿疮肿疡菌抗敌**

石韦，味微苦、性寒，归膀胱、肺经。具有清热利湿、平喘、清肺祛痰、止血等功效。用于膀胱湿热的小便短赤、淋沥涩痛、甚或尿血；肺热咳喘或血热吐衄、崩漏等。还用于湿疮、肿疡，还有抗菌作用。《本草从新》："清肺金以滋化源，通膀胱而利水道。"《本经逢原》："石韦，其性寒利，故《本经》治劳热邪气，指劳力伤津，癃闭不通之热邪而言，非虚劳之谓。治妊娠转胞，同车前煎服。"《长沙药解》："石韦，清金泄热，利水开癃，《金匮》鳖甲煎丸用之治疟日久结为癥瘕，以其泄水而消瘀也。"《本经》："主劳热邪气，五癃闭不通，利小便水道。"《纲目》："主崩漏，金疮，清肺气。"现代中医药研究报道：各种提取物均无明显平喘作用、抗炎作用，抗菌作用（对金黄色葡萄球菌及变形杆菌、大肠杆菌）。

## 185　地肤子

**地肤子清膀胱热　苦寒利湿尿痛涩**
**皮肤积热疮湿痒　诸癣真菌水洗乐**

地肤子，味苦，性寒，归膀胱经。有清热、利湿、止痒等功效。用于膀胱湿热的小便不利、淋漓涩痛；湿热引起的皮肤湿疮、周身瘙痒，内服常配用白鲜皮、生地黄等，外用可与白矾煎水洗；男女阴部湿痒，与蛇床子、苦参、白矾、川椒等煎汤熏洗。对多种皮肤真菌有不同程度的抑制作用。《本经》："主膀胱热，利小便。"《滇南本草》："利膀胱小便积热，洗皮肤之风，疗妇人诸经客热，清利胎热，湿热带下。"《本草原始》："去皮肤中积热，除皮肤外湿痒。"现代中医药研究报道：对皮肤真菌均有程度不同的抑菌作用。50%煎剂用于板挖沟法，对伤寒杆菌有较弱的抑制作用。

## 186 萆薢

**萆薢苦平肾胃脾　利湿祛浊偏着痹**
**湿浊下注如膏浆　带疮血脉真菌抑**

---

　　萆薢，味苦、性平，归肾、胃、脾经。具有利湿浊、祛风湿等功效。用于湿浊下注的小便混浊、白如泔浆或如脂膏；妇女白带；痹症湿邪偏盛的腰膝酸重、疼痛等；还用于恶疮、真菌感染等。《药品化义》："萆薢，性味淡薄，长于渗湿，带苦亦能降下，主治风寒湿痹，男子白浊，茎中作痛，女人白带，病由胃中浊气下流所致，以此人胃驱湿，其症自愈。又治疮痒恶厉，湿郁肌腠，营卫不得宣行，致筋脉拘挛，手足不便，以此渗脾湿，能令血脉调和也。"《本经》："主腰背痛，强骨节，风寒湿周痹，恶疮不瘳，热气。"现代中医药研究报道：萆薢所含薯蓣皂苷、克拉塞林苷有抗真菌作用(如须癣毛癣菌)。扩张末梢血管、降低血压、增强胃肠平滑肌的运动，并能升高血糖，对抗小鼠的化学性惊厥，以及提高大鼠胃肠等各种组织的通透性的作用。

## 187 玉米须

**玉米须甘淡性平　肾炎水肿小便行**
**清肝利胆压糖脂　VK 缺乏障血凝**

---

　　玉米须（玉蜀黍花柱和柱头），味甘、淡，性平，归肾、肝、

胆经。具有利水消肿等作用。用于小便不利、水肿、肾炎、黄疸、高血压、高血糖、高血脂等。《现代实用中药》："为利尿药，对肾脏病、浮肿性疾患、糖尿病等有效。又为胆囊炎、胆石、肝炎性黄疸等的有效药。"现代中医药研究报道：降血脂作用、利尿作用、降压作用（玉米须能对抗肾上腺素的升压效应。玉米须有扩张外周血管并具有持久的降压作用，尤其对冷血动物的降压作用持续时间最长，当玉米须与决乌汤合用时，其降压作用大为增强，并且作用时间也有所延长）、利胆、止血作用（提高血小板数，故可作为止血药兼利尿药应用于膀胱及尿路结石）、降血糖作用（玉米须的发酵制剂对家兔有明显的降血糖作用）。玉米须含维生素K，对维生素K缺乏所致凝血功能障碍有治疗作用。

## 188　赤小豆

**赤小豆利水肿良　微酸甘平心小肠**
**解毒排脓敷疮疡　阻精痄腮丹毒黄**

　　赤小豆属于利水渗湿药，味微酸、甘，性平，归心、小肠经。具有利水消肿、解毒排脓的功效。用于水肿脚气；疮疡肿毒（鸡蛋清调敷）；还用于痄腮、丹毒、黄疸等症。《本草纲目》："赤小豆，其性下行，通乎小肠，能入阴分，治有形之病。故行津液、利小便，消胀除肿，止吐而治下痢肠澼，解酒病，除寒热痈肿，排脓散血而通乳汁，下胞衣产难，皆病之有形者。久服则降令太过，津液渗泄，所以令肌瘦身重也。其吹鼻瓜蒂散及辟瘟疫用之，亦取其通气除湿散热耳。"现代中医药研究报道：现临床用于治疗流行性腮腺炎、肝硬化腹水等症。有研究报道在赤小豆中提取出了抑制精子的制剂。

# 189 冬瓜

**冬瓜甘寒湿热行　皮利肺肠膀胱肿**
**子清肺热化痰咳　止渴降三排痈脓**

冬瓜，味甘、性寒，归肺、小肠、大肠经。具有利水渗湿，用于水肿、小便不利。冬瓜子能清热化痰排脓，用于肺热咳嗽、肺痈、肠痈等症。《神农本草经》："冬瓜性微寒，味甘淡无毒，入肺、大小肠、膀胱三经，能清肺热化痰，清胃热除烦止渴，甘淡渗利，去湿解暑，能利小便，消除水肿之功效。""令人悦泽好颜色，益气不饥，久服轻身耐老。"现代中医药研究报道：冬瓜含尿分解酶等，能利小便、止渴、降血压、降血糖、降血脂减肥、护肝肾、美容。

# 190 瞿麦

**瞿麦甘寒治淋证　清热利湿不涩痛**
**经归膀胱心小肠　降压抑免杀虫用**

瞿麦，味甘、性寒，归心、小肠、膀胱经。具有清热利湿的功效,用于治淋证小便短赤、淋沥涩痛;具有活血通经的功效,用于妇女闭经。此外,因清热利湿之功,亦用治浸淫疮。现代中医药研究报道:具有显著的利尿作用,并增加氯化钠的排出;还有兴奋肠管、兴奋子宫、抑制心脏、降低血压、(瞿麦)抑制免疫(B细胞免疫球蛋白)、杀虫(包括抗血吸虫、根结线虫)、抑菌、止痛、抗肝病毒、溶血、抗脂质过氧化等作用。

## 191 萹蓄

**萹蓄苦寒利水著　膀胱湿热淋痛主**
**护肤抗光湿疹虫　球杆霉菌阴蚀腐**

萹蓄,味苦、性寒,归膀胱经。具有显著的清热利水渗湿的功效。主要用于湿热尤以热重的热淋、血淋。《生生编》:"治热淋涩痛,扁竹煎汤频饮。"《药性论》:"治热,扁竹取汁顿服一升,多年者再服之。""治蛔虫,面青,口中沫出……。"《浙江民间草药》:"治肛门湿痒或痔疮初起。"现代中医药研究报道:萹蓄有驱虫作用,用于蛔虫病、钩虫病。还可煎汤外洗皮肤湿疹;对抗日光损伤和光老化,从而对皮肤有生物保护作用。能抑制葡萄球菌、福氏痢疾杆菌、绿脓杆菌、皮肤真菌及阴道滴虫。

## 192　冬葵子

**冬葵子甘滑利寒　小肠膀胱尿涩难**
**还润大肠通大便　妇人产难下乳难**

冬葵子，味甘、性寒，滑利，归小肠、大肠、膀胱经。具有清热利湿、下乳、润肠的功效。用于小便淋沥涩痛；妇人产难，及乳汁不行，乳房胀痛；大便干燥等症。《药性论》："治五淋，消奶肿，下乳汁。"

## 193　鱼脑石

**鱼脑石鱼脑骨间　石首黄鱼耳石咸**
**性平化石利小便　消炎解毒治鼻渊**

鱼脑石，存在于鱼的脑骨中，是石首鱼科动物大黄鱼或小黄鱼头骨中耳石（内耳中的结石）。味咸、性平，具有化石通淋、消炎解毒的功效。用于石淋，小便不利；鼻渊等症。《开宝本草》："主下石淋，磨石服之，亦烧为灰末服。"《本草汇言》："治久年脑漏：石首骨，火炙研极细，每晚临睡前，服一钱，酒调下。"《山东中草药手册》："治鼻炎：鱼脑石（锻）一钱，冰片一分。共研末，吸鼻中。"

# 194 三白草

**三白苦辛寒清热　解毒消肿利湿浊**
**水肿带下抗炎菌　防糖内障肺热咳**

　　三白草，味苦、辛，性寒，归肺经。具有利水消肿、清热解毒的功效。用于小便不利，淋浊，白带，水肿、脚气等症；以及疔毒痈肿、疮癣湿疹、肺热咳嗽等症。《岭南采药录》："治淋浊，利小便，消热毒。"《浙江天目山药植志》："治绣球风：鲜三白草，捣汁洗患部。"现代中医药研究报道：煎剂对金黄色葡萄球菌、伤寒杆菌有抑制作用。金丝桃苷有明显的抗炎作用，能显著抑制发炎过程，还有较强的止咳作用和抑制眼醛糖还原酶的作用，可能对预防糖尿病性白内障有益。

# 195 鸡骨草

**鸡骨草甘微苦凉　肝心胃肺肾急黄**
**清热利湿散瘀痛　风湿跌打胃乳房**

　　鸡骨草，味甘、苦，性凉，归肝、心、胃、肺、肾经。具有清热利湿、散瘀止痛等功效。用于急性黄疸、风湿骨痛、跌打瘀痛、胃痛、乳房痛等症。

# 196　杠板归

杠板归酸河白草　平肺小肠利水好
球杆病毒高压血　疮疡痢疾毒蛇咬

　　杠板归，又名河白草。味酸、性平，归肺、小肠经。具有利水消肿、止血、解毒等功效。用于水肿、乳糜尿等；咯血、便血、子宫出血等；还用于高血压病、疮疡痈肿、痢疾、毒蛇咬伤等。现代中医药研究报道：水煎剂对志贺、斯密茨、福氏和宋内痢疾杆菌有不同抗菌作用。对金黄色葡萄球菌、乙型链球菌、炭疽杆菌、白喉杆菌、枯草杆菌、伤寒杆菌、绿脓杆菌、流感嗜血杆菌等也有较强抗菌作用。还有抗鸡流感病毒、抗高血压（肾性）、抗诱变、抗肿瘤、止血等作用。

# 197　蟋蟀

蟋蟀辛咸温小毒　肝水膀胱肾石阻
降压解痉利水肿　解毒消炎油葫芦

　　蟋蟀，味辛、咸，性温，有小毒，归肝、肾、膀胱经。具有利水消肿的功效。用于尿闭、水肿、尿路结石、肝硬化腹水等症。还有降血压、痉挛、退热等作用（《中华本草》）。一品种"油葫芦"，味甘、淡咸，性寒，利水消肿外，还有清热解毒功效，除用于小便不利、面目浮肿外，还用于疮毒（《中国药用动物志》）。现代中医药研究报道：蝼蛄具有利水、降压、解痉、退热、消炎等作用。

# 198  蝼蛄

**蝼蛄咸寒小毒虫  大肠小肠膀胱经**
**古人利水分四截  敷洗肉刺风疹轻**

蝼蛄，是昆虫类蝼蛄科蝼蛄的虫体，味咸、性寒，有小毒，归大肠、小肠、膀胱经。具有利水消肿的功效。用于尿闭、水肿、腹水、石淋等症。

古人有将蝼蛄分成上下左右四截，上部肿用上部，下部肿用下部，左边肿用左部，右边肿用右部。但实际临床应用都以整个蝼蛄，去翅与足，炒用。此外，蝼蛄捣烂外敷，或煎汤洗患处，可治痈肿、风疹、脚气肿，还能使肉中竹刺、木刺、针刺外出。外用或合轻粉。此处所言之"轻"，即使蝼蛄外用时多合用的轻粉。《本草纲目》："利大小便，通石淋，治瘰疬、骨鲠。"《日华子本草》："治恶疮，水肿，头面肿。"《本经》："主难产，出肉中刺，溃痈肿，下哽噎，解毒，除恶疮。"

# 199　荠菜

**荠菜甘平肺和脾　利水消肿尿乳糜**
**性涩痢疾便经血　利肝明目降压宜**

---

荠菜，味甘、涩，性平，归脾、肺经。具有利水消肿、止血，及清热、平肝、明目等功效。用于水肿、乳糜尿；咯血、呕血、便血、子宫出血、目赤肿痛等。《南宁市药物志》：治乳糜尿。《别录》：主利肝气，和中。《药性论》：烧灰（服），能治赤白痢。《日用本草》：凉肝明目。《现代实用中药》：止血，治肺出血、子宫出血、流产出血、月经过多、头痛、目痛或视网膜出血。现代中医药研究报道：荠菜煎剂或浸膏都能兴奋动物子宫，均能止血，并能降低血压。

# 九、化痰、止咳平喘药

## （一）化痰药

化痰半夏南白附　白芥皂角桔旋复
白前蒌贝天竹茹　沥浮藻礞药蛤布

【半夏　南星（天南星　胆南星）　白附子　白芥子　皂角　桔梗　旋复花　白前　前胡　瓜蒌　贝母　天竺黄　竹茹　竹沥　海浮石　海藻　礞石　黄药子　海蛤壳　昆布】

## 200　半夏

**半夏味辛性温毒　燥脾胃肺湿痰除**
**降逆止呕要中枢　生漂姜蒸矾制服**

半夏，味辛、性温，有毒，归脾、胃、肺经。具有燥湿化痰、降逆止呕、消肿止痛等功效。用于湿痰壅滞的咳嗽痰多胸闷；痰浊上扰的头痛、眩晕；胃气上逆的恶心、呕吐，尤以痰饮、湿浊引起为适宜。半夏为止呕要药，通过配伍，可用于多种呕吐。此外还用于痰凝气滞、胸脘痞满、梅核气；外敷痈肿、毒蛇咬伤等。现代中医药研究报道：半夏对咳嗽中枢和呕吐中枢具有显著的抑制作用，还有明显抗早孕作用、抗心律失常、抗肿瘤作用。毒性试验，生半夏毒性最大，次为漂半夏，再次为生姜浸半夏和蒸半夏，白矾半夏毒性最小。前四种给鸽灌胃均能引起呕吐，而白矾半夏则无此不良反应。

## 201　南星

**南星有毒苦辛温　燥湿化痰肝脾亲**
**经络风痰破伤痉　胆南性凉惊痫晕**

南星，味苦、辛，性温，有毒，归肝、脾经。具有燥湿化痰、祛风解痉、外用消肿止痛的功效。南星专走经络，偏祛风痰。用于湿痰证的咳嗽痰多，胸闷；风痰眩晕，中风痰壅，口

147

眼㖞斜，半身不遂及癫痫等；破伤风抽搐。痈肿及毒蛇咬伤。天南星是有毒之药，内服须经炮制。以生姜制者称"制南星"；以胆汁制者称"胆南星"。胆南星，为天南星细粉用牛胆汁（或猪、羊胆汁）浸制而成。味苦、性凉，功效清热化痰、熄风定惊。用于中风、惊风、癫痫、眩晕以及痰热咳嗽等。

# 202　白附子

**白附辛温毒肝胃　风痰口㖞风痉对**
**偏正头痛血痹疮　解毒散结杆菌类**

白附子，味辛、性温，有毒，归肝、胃经。具有祛风痰、解痉、止痛；禹白附有解毒散结等功效。用于中风痰壅、口眼㖞斜；破伤风、肢体痉挛；偏正头痛；亦用于风寒湿痹、血痹风疮、瘰疬痰核等。李时珍："因与附子相似，故得此名，是非附子。"《本草汇言》："祛风痰，善散面口风。"《本草述》："主治中风、痰饮头痛、行诸痹、痰厥疠风、颤振眩晕、痫证。"《别录》："心疼血痹，面上百病，行药势。"现代中医药研究报道：独角莲（白附子、疔毒豆）具有镇静（制白附子镇静作用强）、止咳祛痰、降血清胆固醇、抗结核、抗破伤风、抗癌等作用。黄花乌头含次乌头碱等，有类似乌头的某些毒性。

## 203 白芥子

**白芥子辛温肺经　化痰利气痛胁胸**
**消肿散结阴疽肿　灼刺皮膜经络通**

　　白芥子，味辛、性温，归肺经。具有温肺、化痰、利气、消肿散结等功效。

　　用于咳嗽气逆，痰多胸闷；痰饮留于胸胁，咳喘胸满胁痛（如胸腔积液）或痰滞经络、关节疼痛、肢体麻木。用于流注、阴疽，配伍他药内服温阳散寒，化痰通滞。或研末用醋调外敷。现代中医药研究报道：白芥子祛痰作用是通过对胃黏膜有轻度刺激性，产生轻度恶心感，反射地增加支气管的分泌而祛痰。白芥子局部外用止痛作用是因其对皮肤有刺激性，引起局部发红、充血、灼热或水泡、脓疱，从而减轻局部组织疼痛，并有助于消炎。白芥子水浸剂对皮肤真菌有抑制作用。

## 204 皂角

**皂角辛温小毒咸　痰多壅肺咳咯粘**
**开窍通关强溶血　刺排肿脓癣乳难**

　　皂角，味辛、咸，性温，有小毒，归肺、大肠经。具有化痰、开窍，外用杀虫消肿等功效。用于痰多壅肺，痰黏难咯，胸闷咳喘，或肺痈咳唾大量脓痰。用本品研末，制成蜜丸（皂荚丸），用枣汤送服。亦可配伍半夏、莱菔子等同用。用于突然昏迷、痰涎壅盛、口噤不开，或癫痫痰盛、关窍阻闭等属于实证者，用猪牙皂配细辛末（通关散）吹鼻取嚏，或配白矾末（控涎散）温开水灌下以涌吐痰涎。用于痈肿未溃、疥癣、头疮，用皂角熬膏外涂。

皂角刺：又名皂角针。为皂荚树的棘刺。味辛、性温。具有消肿排脓的功效。用于痈疽肿毒（脓未成者可消，脓已成者可使之速溃）、湿疹顽癣、产后缺乳。痈疽已溃者忌用。

# 205　桔梗

桔梗苦辛肺气宣　祛痰排脓利喉咽
抗炎降压却溶血　抑免抗碱抗组胺

桔梗，味苦、辛，性微温，归肺经。具有宣肺化痰、排脓、利咽喉等功效。用于咳嗽痰多，咯出不爽；肺痈咳唾脓痰；咽痛，喑哑，以外感、肺气失宣者为宜。《珍珠囊》："疗咽喉痛，利肺气，治鼻塞。"《本经》："主胸胁痛如刀刺，腹满，肠鸣幽幽。"《重庆堂随笔》："桔梗，开肺气之结……上焦药也。肺气开则腑气通故亦治腹痛下利，昔人谓其升中有降者是矣。"现代中医药研究报道：桔梗含桔梗皂苷（迄今已分得18种三萜皂苷）等，能显著增加呼吸道黏液的分泌量，有明显的祛痰作用。还有降血糖、降胆固醇、抑制胃液分泌和抗溃疡、抗炎、直接扩张外周血管降压、镇静、镇痛、解热、抗乙酰胆碱和组织胺、利尿、抑制充血性水肿、抑制表皮癣菌、抗肿瘤等作用。桔梗皂苷有溶血作用，不可制作针剂注射。口服后在消化道水解破坏，即无溶血作用。

# 206　旋复花

**旋复微温苦辛咸　降肺胃气呕逆痰**
**活血通络胁痛满　利尿弱缓气管挛**

　　旋复花，味苦、辛、咸，归肺、胃经。具有化痰降气、降逆止呕、活血通络等功效。用于痰壅气逆的咳喘多痰、胸闷不舒；胃气上逆的呕吐、呃逆、噫气；气血瘀滞的胸胁胀痛等。《本草汇言》："旋复花，消痰逐水、利气下行之药。主心肺气结，胁下虚满、胸中结痰、瘀坚噫气，或心脾伏饮，膀胱留饮，宿水等症。大抵此剂微咸以软坚散痞鞕，性利以下气行痰水，实消伐之药也。"《药性论》："开胃，止呕逆不下食。"《本草纲目》："旋复所治诸病，其功只在行水、下气、通血脉尔。"

　　现代中医药研究报道：旋复花含黄酮苷、旋复花甾醇 A、旋复花甾醇 B、旋复花甾醇 C 及菊糖等。黄酮苷，对组织胺引起的支气管痉挛有缓解作用。平喘作用较氨茶碱慢而弱；有较弱的利尿作用。

　　**附：金沸草**

　　金沸草：亦名旋复梗，为旋复花的地上部分。性味功效与旋复花相似，用于咳嗽多痰为主症。

151

# 207　白前

白前辛甘温肺经　　祛痰降气肺气壅
痰多咳喘夜不卧　　喉中痰鸣水鸡声

---

　　白前，味辛、甘，性微温，归肺经。具有降气化痰的功效。用于痰涎壅肺、肺气不降、咳嗽气喘、夜不得卧、喉中痰鸣如水鸡声等症。《本草经疏》："白前，肺家之要药。以其长于下气，故主胸胁逆气，咳嗽上气。二病皆气升、气逆、痰随气壅所致，气降则痰自降，能降气则病本立拔矣。"《别录》："治胸胁逆气，咳嗽上气。"《唐本草》："主上气冲喉中，呼吸欲绝。"《本草纲目》："降气下痰。""长于降气，肺气壅实而有痰者宜之。"现代中医药研究报道：白前含三萜皂苷，有祛痰作用。

# 208　前胡

前胡苦辛性微寒　　降气化痰风热宣
痰壅于肺气不降　　咳痰黄稠流感兼

---

　　前胡，味苦、辛，性微寒，归肺经。具有降气化痰、宣散风热的功效。用于痰壅于肺，肺气不降，咳嗽气急，痰稠难咯。常配杏仁、苏子、桔梗等以升降气机，化痰止咳；如外感风热咳嗽，配薄荷、桔梗、牛蒡子等以宣散风热，止咳嗽。《本草

纲目》："清肺热，化痰热，散风热。""其功长于下气，故能治痰热喘嗽、痞膈呕逆诸疾，下气则火降，痰亦降矣，所以有推陈致新之绩，为痰气要药。"现代中医药研究报道：前胡煎剂能显著增加呼吸道黏液分泌，故有祛痰作用，但无明显止咳作用，对流感病毒有抑制作用。

## 209 瓜蒌

蒌皮甘清肺热痰　宽胸散痹仁通便
致死腹水癌细胞　全瓜蒌则功效全

瓜蒌，整个果实入药名为"全瓜蒌"；单用果壳入药名为"瓜蒌皮"；单用种仁入药名为"瓜蒌仁"。其植物根入药名为"天花粉"。

瓜蒌味甘、性寒，归肺、大肠经。具有清热化痰、宽胸散结、润肠通便、消痈肿等功效。用于肺热咳嗽、痰黄稠难咯及肺痈；胸膈作痛；肠燥便秘；痈肿初起等症。通常临床应用，不同部位入药功效不同：瓜蒌皮偏于清热化痰，宽胸散结；瓜蒌仁偏于润燥化痰，润肠通便；全瓜蒌则兼有皮、仁二者功效。《别录》："主胸痹。"《本草纲目》："润肺燥，降火。治咳嗽，涤痰结，利咽喉，消痈肿疮毒。"现代中医药研究报道：瓜蒌所含的皂苷，有祛痰作用；20%全瓜蒌水煎剂对腹水癌细胞有致死作用，有人认为，瓜蒌皮、瓜蒌仁均有效，但瓜蒌皮作用较好，种壳与脂肪油则无效。瓜蒌有显著的增加冠脉血流量的作用，有用瓜蒌与薤白制成片剂用以治疗冠心病心绞痛的案例，其临床症状和客观指标均有所改善。亦有将瓜蒌和薤白分别制成片剂服用，病人反映瓜蒌片剂效果较薤白片剂为佳。此外瓜蒌还有降血压作用。

## 210　贝母

贝母苦清肺热痰　　川甘润燥咳微寒
浙寒解毒散结坚　　浙用气管降压川

贝母，药材有川贝母、浙贝母两类。川贝母，味甘、苦，性微寒；浙贝母味苦，性寒。均归肺、心经。均具有化痰止咳、清热解毒散结的功效。均可用于痰热、燥痰咳嗽。川贝、浙贝之功用，主要是清热化痰。但川贝甘苦微寒，清热润肺化痰胜于浙贝，多用于阴虚燥咳；浙贝苦寒，清热化痰，解毒散结优于川贝，多用于外感风热、咳嗽多痰、痈肿及瘰疬。近年来还常与夏枯草、海藻、昆布、莪术等同用治疗甲状腺瘤。现代中医药研究报道：以（川）贝母碱静脉注射，对麻醉猫产生持久的血压下降，伴以短时间呼吸抑制，能增强豚鼠离体子宫收缩，抑制离体兔肠，并无扩大瞳孔作用。浙贝母碱在低浓度时对支气管平滑肌有明显扩张作用，高浓度则显著收缩。

## 211　天竺黄

**天竺黄寒甘除烦　定惊心肝清热痰**
**热病中风痰闭窍　小儿痰热发惊痫**

　　天竺黄（天竹黄、竹黄），味甘、性寒，归心、肝经。具有清热、化痰、除烦、定惊等功效。用于痰热引起的心、肝两经的病症：1.小儿痰热惊痫，神志不清，常配钩藤、僵蚕、胆星等以清热化痰，熄风定惊。2.热病或中风痰热蒙闭心窍，神昏不语，痰涎壅盛，常配菖蒲、郁金、胆星等以化痰开窍。《日华子本草》："治中风痰壅，卒失音不语，小儿客忤及癫痫。"《开宝本草》："治小儿惊风天吊，镇心，明目，去诸风热，治疗金疮，止血。"现代中医药研究报道：天竺黄的竹红菌乙素有明显的镇痛、抗炎（肝炎）作用。

## 212　竹茹

**竹茹味甘微寒凉　胃热呕吐肺痰黄**
**痰火烦闷凉止血　白球杆菌抑力强**

　　竹茹（竹二青），味甘、苦，性微寒，归肺、胃经。具有清热化痰、止呕、凉血止血等功效。用于肺热咳嗽，痰黄稠厚；痰热内扰、心烦不眠、心悸；胃热呕吐，及痰热互结的烦闷呕逆，或胃虚有热而呕吐等。还用于血热吐血、衄血、崩漏等症。《药品化义》："竹茹，轻可去实，凉能去热，苦能降下，专清热痰，为宁神开郁佳品。主治胃热噎膈，胃虚干呕，热呃咳逆，痰热恶心，酒伤呕吐，痰涎酸水，惊悸怔忡，心烦躁乱，睡卧不宁，此皆胆胃痰热之症，悉能奏效。"

《本草正》："治肺痿唾痰，尿血，妇人血热崩淋，……。"现代中医药研究报道：竹茹粉在平皿上对白色葡萄球菌、枯草杆菌、大肠杆菌及伤寒杆菌等均有较强的抗菌作用。能增加尿中氯化物量，增高血糖。

# 213 竹沥

**竹沥甘寒是竹油　　清热化痰经络透**
**中风痰迷开心窍　　热病神昏痰鸣喉**

竹沥（竹油），是竹杠经火烤灼而流出的汁液。味甘，性寒，归心经。具有清热化痰、透络等功效。用于中风昏迷不醒，痰涎壅盛，半身不遂，可与鲜菖蒲汁、生姜汁同服；热病高热神昏，喉中痰鸣，可单味代茶饮或与清热开窍药同用；肺热咳嗽痰多气促者。《药性论》："治卒中风失音不语。"《药鉴》："痰家之要药也。必用姜汁佐之，方行经络。故痰在四肢者，非竹沥不能开；痰在皮里膜外者，非加姜汁不能除；痰在胸间者，当用竹沥，风痰亦用。"《本草纲目》："竹沥性寒而滑，大抵因风火燥热而有痰者宜之。"

# 214 海浮石

海浮石或胞孔科　咸寒清肺化痰咳
软坚散结瘰疬核　通石血淋小便涩

　　海浮石，为胞孔科动物脊突苔虫或溜苔虫的骨骼。味咸，性寒，归肺经。具有清肺化痰、软坚散结、通淋等功效。用于肺热咳嗽，痰黄稠黏难咯，以及肺热久咳，痰中带血者；瘰疬、瘿瘤等。还用于石淋、血淋等。《本草纲目》："消瘿瘤结核疝气。""浮石，气味咸寒，润下之用也。故入肺除上焦痰热，止咳嗽而软坚，清其上源，故又治诸淋。"《日华子本草》："止渴，治淋。"（药材中另一种'浮石'，为火山喷出的岩浆凝固形成的多孔状石块，在水中可以浮起，捞起晒干入药。其性味、功用、适应证及用量与海浮石相同。）

# 215 海藻

海藻苦咸寒肾肝　消痰散瘿瘰疬坚
含碘抑菌消溶炎　醇脂压凝水煎贤

　　海藻，味苦、咸，性寒，归肝、肾经。具有消痰软坚散结的功效。用于瘿瘤、瘰疬，常与昆布同用。亦有与僵蚕共为末，白梅汤为丸每服5克，每日2次；或与夏枯草、连翘、玄参、浙贝等同用，以加强消痰软坚散结之功，亦可用于睾丸肿大。

《本经》："主瘿瘤气，颈下核，破散结气，痈肿癥坚节气。"，现代中医药研究报道：海藻含多量碘，故可纠正缺碘而引起的甲状腺功能不足，同时也可暂时抑制甲状腺功能亢进的新陈代谢率而减轻症状，但不能持久。海藻有抗凝作用，与肝素、水蛭素相似。多种海藻均能降低动物血清中胆甾醇水平或脏器中胆甾醇含量。较大剂量对麻醉犬、兔有较明显持久的降低血压作用，水剂较酊剂为强。

## 216　礞石

**礞石性平味甘咸　硝煅金星入药研**
**坠痰定惊入肺肝　老痰咳喘惊狂痫**

礞石，味甘、咸，性平，归肺、肝经。古时同硝煅至上显金星为度，入药时研极细末或水飞。具有坠痰、定惊等功效。用于实热老痰，积久胶固，稠黏难咯，咳嗽喘促；或顽痰内结所致的癫痫惊狂；亦可用于小儿急惊痰涎塞于咽喉，呼吸不畅。《本草纲目》："治积痰惊痫，咳嗽喘急。"

# 217　黄药子

**黄药子苦平黄独　消痰软坚又解毒**
**肺热百咳恐伤肝　瘿癌疮肿蛇犬毒**

黄药子，是薯蓣科植物黄独的块茎。味苦、性平，归肝、肺经。具有消痰软坚散结、化痰止咳等功效。用于瘿瘤、瘰疬，可单味煎服，或配软坚散结、活血、解毒等类药同用；疮疡肿毒、蛇犬咬伤，可取鲜品捣烂外敷；肺热咳嗽、百日咳等。本品对肝脏有损害，肝脏病患者慎用。《开宝本草》："主诸恶肿疮瘘，喉痹，蛇犬咬伤。"《本草纲目》："凉血降火，消瘿解毒。"现代中医药研究报道：黄药子对缺碘食物所致的甲状腺肿有一定的治疗作用，表现在肿大的甲状腺重量减轻，腺组织和血清蛋白结合碘增加。研究认为，对大白鼠自发性甲状腺肿亦能改善，可能其中含碘所致。临床上，对各种类型的甲状腺肿，均有一定效果。制成针剂、酒浸剂用于消化道癌、胃癌、肠癌等，对控制症状、改善病情有一定效果。

# 218　海蛤壳

**海蛤咸寒软结坚　肺热黄痰或血痰**
**瘰疬瘿瘤消水肿　湿疹烫伤煅胃酸**

海蛤壳，味咸、性寒，归肺经。具有清肺化痰、软坚散结、煅能收敛等功效。用于肺热咳嗽、痰黄稠难咯，常配海浮石、桑白皮等；痰火郁结、咳嗽胸痛、痰中带血，可与青黛同用。用于瘰疬、瘿瘤，常配海藻、昆布、瓦楞子，以加强化痰软坚散结之功。煅后，内服用于胃痛泛酸；油调外敷，可治湿疹、烫伤。《本经》："主咳逆上气，喘息烦满，胸痛寒热。"《药性论》："治水气浮肿，下小便。治咳逆上气，项下瘤瘿。"《本草纲目》："清热利湿，化痰饮，消积聚。"

# 219　昆布

**昆布咸寒痰结消　软坚性同过海藻**
**癥瘕瘰疬噎睾肿　肾性高压恒用好**

昆布，味咸、性寒，归肝、肾经。具有消痰软坚散结的功效，跟海藻相同，但"雄于海藻"。用于瘿瘤、瘰疬、瘘疮、噎膈、睾丸肿大，常与海藻同用。海带根粉对于肾性高血压有一定降压作用，但作用短暂，常用较好。《别录》："主瘿瘤聚积气，瘘疮。"《本草汇》："昆布之性，雄于海藻，噎症恒用之，盖取其祛老痰也。"《食疗本草》："下气，久服瘦人。"《品汇精要》："妊娠亦不可服。"《医学入门》："胃虚者慎用。"

现代中医药研究报道：昆布可防治甲状腺肿。还有降血压、降血糖、降血脂、抗放射、抗凝、止血或有护肝作用等。

## （二）止咳平喘药

### 归类歌

止咳平喘杏仁苏　　菀款兜铃加百部
桑皮葶苈杷金花　　矮地猪胆白银入
薜莱棉根佛耳梨　　荸荠颏叶瓦木蝴
海蜇大海挂金灯　　瓜藤钟乳与天竺

（杏仁　苏子　紫菀　款冬花　百部　桑白皮　葶苈子　枇杷叶　洋金花　矮地茶　猪胆汁　白果　银杏叶　薜莱　棉根皮　佛耳草　梨　荸荠　胡颏叶　瓦楞子　木蝴蝶　海蜇　胖大海　挂金灯　丝瓜藤　钟乳石　天竺子）

# 220 杏仁

杏仁入肺甘温苦　　降气风寒咳喘除

润肠通便杆菌虫　　氢氰酸毒不过服

---

　　杏仁，味苦、甘，性温，有毒，归肺、大肠经。具有降气止咳平喘、润肠通便的功效。用于咳嗽气喘，可随症配伍相关药物，如外感风寒者常配麻黄、甘草同用；风热者常配薄荷、桑叶、桔梗等；肺经热盛者，配石膏；肠燥便秘者，常配大麻仁、郁李仁等同用。《本草便读》："凡仁皆降，故（杏仁）功专降气，气降则痰消嗽止，能润大肠故大肠气闭者可用之。"现代中医药研究报道：杏仁所含的苦杏仁苷（苦味氰苷）经酶或酸水解后，产生的氢氰酸，能抑制咳嗽中枢而起镇咳作用。但如若服用量过大，可引起中毒反应，甚至使呼吸麻痹而死亡。有用杏仁树皮（去粗皮）60 克水煎服以解救者。

　　苦杏仁油有润肠作用，对蛔虫、钩虫及伤寒杆菌、副伤寒杆菌有抑制作用。

### 附：甜杏仁

　　甜杏仁，为蔷薇科植物巴旦杏的种子。味甘、性平。具有润肺止咳化痰的功效。主要用于虚劳咳嗽。用量 3~10 克。

# 221 苏子

**苏子降气又化痰　痰壅气逆咳喘寒**
**润肺消化通便汗　降脂菌腐抗氧贤**

　　苏子，味辛、性温，归肺经。具有降气化痰、止咳平喘、润肠通便等功效。用于痰壅气逆的咳嗽气喘、胸膈满闷；肠燥便秘。具有降血脂、抑菌、防腐等作用。《本草逢原》："诸香皆燥，惟苏子独润，为虚劳咳嗽之专药。性能下气，故胸膈不利者宜之，橘红同为除喘定嗽、消痰顺气之良剂。"

　　现代中医药研究报道：苏子主要成分为脂肪油、亚油酸、亚麻酸、维生素B、氨基酸类化合物。紫苏油能降血脂（降低血浆胆固醇）。

　　对变形杆菌、黑曲霉菌、青霉菌及自然界中的霉菌均有抑制作用。对霉菌和酵母菌的作用强于0.05%的尼泊金和0.3%的苯甲酸。对葡萄球菌有较强的抑制作用。对大肠杆菌、痢疾杆菌所致的肠胃炎，也有用之。

　　紫苏能扩张皮肤血管，刺激汗腺分泌，既有发汗作用，又能减少支气管分泌，缓解支气管痉挛，因此有止咳祛痰作用。

　　紫苏能促进消化液分泌，增强胃肠蠕动，其行气和中作用可能与此有关。

　　苏子经脱脂后的乙醇提取物有防腐和抗氧化作用。可用于食品和药物的贮存。其抗氧化作用较0.2%BHT（2，6-二叔丁基会羟基苯甲醇）为强。

# 222 紫菀

紫菀辛苦温润肺 化痰止咳常用味
外感内伤寒热血 菌毒腹水癌可配

---

紫菀，味辛、苦，性微温，归肺经。具有润肺化痰止咳的功效。是化痰止咳的常用药，无论外感内伤、属寒属热的咳嗽，皆可配用。《本草正义》："紫菀柔润有余，虽曰苦辛而温，非燥烈可比，专能开郁，定喘降逆，宣通窒滞。兼疏肺家气血，凡风寒外束，肺气壅塞，咳呛不爽，喘促哮吼，及气火燔灼，郁为肺痈，咳吐脓血，痰臭腥秽诸证，无不治之。而寒饮蟠踞，浊涎胶固，喉中如水鸡声音，尤为相宜。"《本草从新》："专治血痰，为血劳圣药，又能通利小便。"现代中医药研究报道：紫菀根含紫菀苷、紫菀皂苷、无羁萜、无羁萜醇、紫菀黄素等。皂苷，能促使气管分泌物增加，有显著的化痰作用。紫菀皂苷有强烈的溶血作用。对金黄色葡萄球菌、大肠杆菌、绿脓杆菌、宗内氏痢疾杆菌、变形杆菌、伤寒杆菌、霍乱弧菌及常见的致病性真菌、鸡流感病毒等，均有抑制作用。无羁萜醇对艾氏腹水癌有一定的抗癌作用。紫菀黄素有利尿作用。

## 223　款冬花

款冬花辛温肺痰　多种咳嗽用如菀
肺痈脓血肺寒喘　肺痿肺痨咳热烦

款冬花，味辛、性温，归肺经。具有润肺止咳化痰的功效。可用于多种咳嗽，与紫菀相似。寒饮咳喘，常与麻黄、细辛同用；咳嗽带血，可与百合同用；久嗽不止，常与紫菀同用。《本经》："主咳逆上气善喘。"《药性论》："主疗肺气心促，急热乏劳，咳连连不绝，涕唾稠黏。治肺痿、肺痈吐脓。"

## 224　百部

百部甘苦入肺家　温润止咳新久佳
传尸痨虫儿腹大　诸菌诸虫诸虱杀

百部，味甘、苦，性微温，归肺经。具有润肺止咳、杀虫灭虱等功效。无论新久咳嗽，以及百日咳，都可以使用，尤为久咳所常用，可随症配伍或单味应用；蛲虫病、头虱、体虱、阴虱及虱卵。《本草正义》："百部虽曰微温，然润而不燥，且能开泄降气，凡嗽无不宜之，而尤为久嗽虚嗽必须良药。"陶弘景："疗咳嗽，亦主去虱。"《日华子本草》："治疳蛔及传尸骨蒸劳，杀蛔虫、寸虫、蛲虫。"现代中医药研究报道：百部具有镇咳、祛痰、抗病原微生物、杀虫，及强度与氨茶碱相似的松弛支气管平滑肌痉挛（组织胺所致）的作用，但较缓慢而持久。百部对人型结核杆菌有抑制作用；其生物碱能降低咳嗽中枢兴奋性，抑制咳嗽反射而奏止咳功效。百部醇浸液对虱子、臭虫、蛔虫、阴道滴虫均有杀灭作用。

## 225 桑白皮

**桑根白皮性甘寒　　泻肺平喘肺热炎
肌肤水肿胸腹满　　利尿降压桑呋喃**

桑白皮，别名桑皮、桑根白皮。味甘、性寒，归肺经。具有泻肺平喘、利水消肿等功效。用于肺热咳嗽气喘；全身肌肤水肿，胸腹胀满，气急，小便不利等。《本草纲目》："桑白皮，长于利小水，乃实则泻其子也，故肺中有水气及肺火有余者宜之。"《药性论》："治肺气喘满，水气浮肿。"《别录》："去肺中水气，唾血，热渴，水肿，腹满胪胀，利水道。"现代中医药研究报道：桑白根皮含黄酮类成分桑素、桑黄酮、桑呋喃、桦皮酸、香豆素、东莨菪内酯（东莨菪素）、多糖类、香树精、谷固醇、挥发油、鞣质等。桑白皮有显著的利尿作用，并能带出较多的氯化物。此外还能降血压、降血糖、镇静镇痛镇咳、解热、抗炎、抗菌、抑制血小板凝聚、抗癌（子宫癌）、导泻。

# 226　葶苈子

**葶苈子性寒辛苦　泻肺平喘促面浮**
**下膀胱水积胸腹　过量强心贰中毒**

葶苈子，味辛、苦，性寒，归肺、膀胱经。具有泻肺平喘、利水消肿等功效。用于痰饮伏肺，咳嗽气喘不能平卧，痰涎壅盛，面目浮肿；胸腹积水，面目浮肿，小便不利等。含强心苷类物质，过量可引起心动过速、心室颤动等中毒症状。《开宝本草》："疗肺壅上气咳嗽，定喘促，除胸中痰饮"。《别录》："下膀胱水……皮间邪水上出，面目浮肿。"现代中医药研究报道：葶苈子（北葶苈子）含黑芥子苷；播娘蒿种子（南葶苈子）含芥子酸、糖芥苷、毒毛花苷元、芥子碱、脂肪油等。

独行菜和播娘蒿种子，具有强心苷样的作用，能增强心肌收缩力、减慢心率、降低传导速度。大剂量可引起心动过速、心室颤动等强心苷中毒症状；还有利尿作用。临床用于治疗慢性肺源性心脏病并发心力衰竭有良好效果。

# 227　枇杷叶

**枇杷叶苦微寒气　清肺止咳和胃逆**
**咳用生蜜呕姜汁　湿温疫疠亦伟绩**

枇杷叶，味苦、性微寒，归肺、胃经。具有清肺止咳、和胃降逆等功效。用于：凡风热燥火引起的咳嗽；胃热呕吐、呃逆等症。止咳生用或蜜炙，止呕用姜汁炙。亦可熬膏。湿温、疫疠、秽毒在胃者，亦有显著作用。（《重庆堂随笔》："枇杷叶，凡风温、温热、暑、燥诸邪在肺者，皆可用以保柔金而肃治节；香而不燥，凡湿温、疫疠、秽毒之邪在胃者，皆可用以澄浊气而廓中州《本草》但云其下气治嗽哕，则伟绩未彰，故发明之。"）《本草备要》："清肺和胃而降气，气下则火降痰消，治热咳逆呕口渴。"《名医别录》："疗卒哕不止，下气。"

## 228　洋金花

**曼陀罗花洋金花　辛温有毒肝肺家**
**哮喘胃痛外科麻　莨菪碱毒头目花**

　　洋金花，别名曼陀罗花、凤茄花。味辛、性温，有毒，归肺、肝经。具有定喘、止痛、麻醉等功效。用于：哮喘、胃痛、风寒湿痹、跌打疼痛等。外科手术麻醉用，有较好效果。含莨菪碱有毒，中毒会出现头晕瞳孔散大等症状。《本草纲目》："诸风及寒湿脚气，煎汤洗之。又主惊痫及脱肛，并入麻药。"又"八月采此花，七月采火麻子花，等分为末，热酒调服3钱，少顷混混如醉，割疮灸火，宜先服此，则不觉苦也。"《本草便读》："止疮疡疼痛，宜痹着寒哮。"现代中医药研究报道：洋金花的主要成分为东莨菪碱，有显著的镇静作用，对血管、支气管及胃肠平滑肌有松弛作用。近年来临床应用洋金花制剂作中药麻醉剂，治疗支气管哮喘、精神分裂症、有机磷农药中毒等均有良好效果。洋金花中毒时主要表现口干、皮肤潮红、无汗、瞳孔散大及呕吐、眩晕、狂躁等症状。

## 229 矮地茶

矮地茶苦平肝肺　止咳化痰湿黄退
散瘀止血怯症垂　消化道血奏效最

矮地茶，味苦、性平，归肺、肝经。具有止咳化痰、利湿退肿、散瘀止血等功效。用于：肺热咳嗽痰喘、肺痨、湿热黄疸、水肿、跌打损伤、月经不调、以及吐血、衄血等。《本草图经》："紫金牛，味辛。主时疾膈气，去风痰用之。"《本草纲目》："解毒破血。"《本草纲目拾遗》："平地木，治吐血劳伤，怯症垂危，久嗽成劳，无不立愈。"现代中医药研究报道：有明显的祛痰作用，及显著的镇咳作用。单用或配合其他抗结核药使用，对浸润性肺结核有效。50% 煎剂口服，每日 100~200 毫升，可治疗溃疡性出血、血小板减少性紫癜、肺结核咯血、流行性出血热等疾病。对消化道出血效果较好，且口服给药奏效快。

## 230　猪胆汁

**猪胆汁效止咳喘　肝肺大肠性苦寒**
**明目降压解疮毒　杆菌便秘 K 铁繁**

猪胆汁，味苦、性寒，归肝、肺、大肠经。具有止咳平喘、清肝明目、清热解毒、通便等功效。用于：咳嗽气喘，以热症者为宜。现常用于慢性气管炎、支气管哮喘、百日咳等，单味应用或配伍其他化痰止咳药制成丸剂、散剂使用。高血压，以绿豆粉入猪胆中阴干研细末吞服；目赤肿痛，可制成溶液滴眼。热毒痈肿、痔疮，以胆汁外敷。还用于大便秘结体虚不任攻下者，去新鲜胆汁 30~60 毫升灌肠。《本草纲目》："通小便，敷恶疮，杀疳䘌，治目赤、目翳。"《本草经疏》："肝开窍于目，肝热则目睛不明，入肝泄热，故益目精也。近世以南星末酿入，阴干，治惊风者，取其苦寒制南星之燥，俾善于豁痰除热耳。"现代中医药研究报道：胆汁可抑制咳嗽中枢的兴奋，故能止咳。对百日咳杆菌、人型结核杆菌均有抑制作用。胆汁口服后可刺激胆汁分泌，增加肠蠕动，使脂肪易于消化，促进脂溶性物质、维生素 K 及铁的吸收，并有轻泻作用。

## 231　白果

**白果甘平即银杏　苦涩小毒归肺经**
**敛肺定喘止带浊　结核杆菌真菌清**

白果，别名银杏。味甘、苦、涩，性平，有小毒，归肺经。具有敛肺、定喘、止带浊等功效。用于：咳喘；脾虚带下；白浊。对结核杆菌、真菌有抑制作用。《滇南本草》："与核桃捣烂为膏服之，治噎膈反胃、白浊冷淋。捣烂敷太阳穴，止头风眼痛，又敷无名肿毒。"《本草纲目》："熟食温肺益气，定喘咳，缩小便，止白浊；生食降痰，消毒杀虫。"现代中医药研究报道：白果具有抗菌杀菌的作用，可治疗呼吸道感染疾病；白果油浸剂对结核杆菌有很强的抑制作用；白果水浸剂对各种真菌有不同程度的抑制作用，可止痒疗癣。白果亦可祛痰止咳、抗结核，对老人虚喘痰多；对结核病的潮热盗汗、咳嗽咯血、食欲不振等有改善作用。并有止带、缩小便、降低血清胆固醇等作用。但白果内含的银杏酸或氢氰酸、银杏酚、银杏醇等有毒，大量（10~50枚）或生食可引起中毒。

## 232 银杏叶

银杏叶甘苦涩平　　益心敛肺咳痛胸
白果黄酮莽酸甾　　血清固醇网管通

银杏树叶，味甘、苦、涩，性平，归心、肺经。具有益心敛肺的功效。用于胸闷心痛、心悸、咳喘等症。

银杏叶含白果双黄酮、异白果双黄酮、莽草酸、甾醇等。具有扩张冠状动脉等网状血管的作用。可治疗高血压、冠心病、心绞痛、脑血管痉挛、血清肝胆固醇等。

# 233  蒴菜

**蒴菜辛温豁冷痰　咳嗽痰多肺气喘**
**活血通经乳经闭　解疮痈毒肝黄疸**

---

蒴菜，味辛、性温，归肺、肝经。具有化痰止咳、解毒、活血通经等功效。用于咳嗽痰多，气喘；疗疮痈肿（鲜草捣敷）；黄疸；妇人乳房病、经闭等症。《本草纲目》："利胸膈，豁冷痰，心腹痛。"《民间常用草药汇编》："外用治疗毒，内服通气血。治妇女乳病，并治咳嗽，黄疸。"《中药大辞典》："清热、利尿、活血、通经。治感冒、热咳、咽痛、麻疹不易透发、风湿关节炎、黄疸、水肿、疗肿、经闭、跌打损伤。"

# 234  棉根皮

**棉根皮甘温肺肝　外感寒邪咳喘痰**
**活血调经妇人用　经血凝滞胞中寒**

---

棉根皮，味甘、性温，归肺、肝经。具有化痰、止咳、补虚、平喘、活血通经等功效。用于外感寒邪或体虚的咳嗽、痰多、气喘；妇人寒凝胞中，经血凝滞不畅，留聚而痛所致诸症。《上海常用中草药》：治体虚咳嗽气喘，棉花根、葵花头、蒴菜各一两，水煎服。《中国药植图鉴》：为通经剂（用于月经困难

及闭止）。现代中医药研究报道：具有止咳、祛痰、平喘、抗菌、抗病毒、抗癌、兴奋子宫等作用。

## 235 佛耳草

**佛耳肺胃鼠曲草 甘平化痰止咳好**
**跌打痹痛追骨风 高压蚕豆溃伤找**

佛耳草，为菊科，鼠曲草属植物。味甘、性平，归肺、胃经。具有化痰、止咳、祛风湿（又名追骨风）、降血压、解毒等功效。用于咳嗽、痰多、气喘、跌打损伤疼痛、高血压、蚕豆（黄）病、毒蛇咬伤等。《日华子本草》："调中益气，止泄，除痰，压时气，治热嗽。"朱震亨：治寒痰嗽宜用佛耳草，治热嗽宜用灯笼草。"《现代实用中药》："治非传染性溃疡及创伤，内服为降血压剂及胃溃疡之治疗药。"现代中医药研究报道：具有镇咳、抗菌(金黄色葡萄球菌、宋氏痢疾杆菌)等作用。

**附：蚕豆黄病**

蚕豆黄病：极少数人过多食入蚕豆或吸入其花粉后可放生急性溶血性贫血，症状有血色素尿、休克、乏力、眩晕、胃肠功能紊乱、尿胆素排泄增加，更重者有苍白、黄疸等。

## 236 梨

梨味甘酸生津好　　热病津伤胃渴消
润肺化痰冰贝调　　生食捣汁或熬膏

---

　　梨，味甘、酸，性寒，归肺、胃经。具有润肺化痰、生津止渴等功效。用于痰热咳嗽；热病津伤口渴等症。生食、捣汁或熬膏食，1~2枚。止咳嗽，熬膏或加水冰糖、川贝粉煮食。解热生食。

## 237 荸荠

荸荠甘寒肺胃热　　温热伤津痰热咳
捣汁滴眼目赤火　　咽痛疸淋高压渴

---

　　荸荠，味甘、性微寒，归肺、胃经。具有清热、生津、化痰、明目等功效。用于痰热咳嗽；热病津伤烦渴、便秘；目赤肿痛、翳障；咽痛、黄疸、热淋、高血压、消渴等症。《日用本草》："下五淋，泻（泄）胃热。"孟诜：消风毒，除胸中实热气。可作粉食，明耳目，止渴，消黄疸。现代中医药研究报道：荸荠具有清热、消炎、抗菌、抗（流脑、流感）病毒、降血压、抗癌等作用。

## 238　胡颓叶

胡颓子叶酸性平　　收敛止咳喘肺行
祛湿黄疸风湿疼　　抗免炎氧脂糖能

　　胡颓子的叶，味酸、性平，归肺经。具有收敛止咳、祛湿等功效。用于肺虚咳嗽、气喘；风湿痛、黄疸等。《本草纲目》："酸、平、无毒。""肺虚短气。"《中藏经》："治喘嗽上气。"《中药大辞典》："蒲颓叶治喘咳方，出《中藏经》，甚者亦效。云有人患喘三十年，服之顿愈。甚者服药后，胸上生小隐疹作痒，则瘥也。虚者加人参等分，名清肺散。大抵皆取其酸涩，收敛肺气耗散之功耳。"现代中医药研究报道：胡颓子药理活性主要有降血糖、降血脂、抗脂质氧化、抗炎、免疫、镇痛等作用。

## 239　瓦楞子

瓦楞子是蚶贝壳　　甘咸平肺肝胃药
顽痰癥瘕瘰瘿瘤　　脘痛吐酸有良效

　　瓦楞子是蚶科动物魁蚶、泥蚶或毛蚶的贝壳。味甘、咸，性平，归肺、肝、胃经。具有消痰、散结、制酸止痛等功效。用于癥瘕痞块、老痰积结、瘰疬、瘿瘤、胃痛泛酸等症。《日用本草》："消痰之功最大，凡痰隔病用之。"《医林纂要》："去一切痰积、血积、气块、破癥瘕、攻瘰疬。"《山东中草药手册》："治酸止痛，治溃疡病。"

现代中医药研究报道：能中和胃酸，减轻胃溃疡疼痛。

## 240　木蝴蝶

**木蝴蝶玉千张纸　甘苦寒清肺音失**
**肝胃气痛咽肿痛　敛疮生肌当用之**

木蝴蝶，别名玉蝴蝶、千张纸。味甘、苦，性寒，归肺、肝、胃经。具有清肺开音、疏肝和胃、敛疮生肌的功效。用于咳嗽喑哑、咽喉痛、肝胃气痛、疮疡久溃不敛、浸淫疮等症。《滇南本草》："定喘，消痰，破蛊积、除血蛊、气蛊之毒。又能补虚，宽中，进食。"《本草拾遗》："治心气痛，肝气痛，下部湿热。又项秋子云，凡痛毒不收口，以此贴之。"《药材资料汇编》："治咽喉失音。"

## 241　海蜇

**海蜇咸平归肝肾　热痰咳嗽高压晕**
**散结瘰疬甲亢肿　消积通便在养阴**

海蜇，味咸、性平，归肝、肾经。具有化热痰、散郁结、行瘀积、润肠道等功效。用于痰热咳嗽、眩晕，常配荸荠同用；瘰疬、癥瘕、食积痞胀、大便燥结等症。《随息居饮食谱》："清热消痰，行瘀化积，杀虫止痛，开胃润肠，治哮喘，痞黄，癥瘕，泻痢，崩中带浊，丹毒，癫痫，痞胀，脚气。"《医林纂要》："补心益肺，滋阴化痰，去结核，行邪湿，解渴醒酒，止嗽除烦。"现代中医药研究报道：海蜇有减弱心肌收缩力、降低血压、扩张血管、补碘等作用。雪羹汤治疗各期高血压。

## 242　胖大海

**胖大海寒甘小毒　二三枚泡沸水服**
**清肺利咽咳痛哑　润肠牙龈目火毒**

胖大海，味甘、性寒，有小毒，归肺、大肠经。2、3或3、5枚，煎服或沸水泡服。具有开肺气、清肺热、利咽喉、润肠等功效。用于肺热喑哑、咽喉肿痛；热结便秘；牙龈肿痛；目赤肿痛等症。现代中医药研究报道：具有缓下、降压、利尿、止痛等作用。确有小毒。可使呼吸困难、运动失调、肺充血水肿、肝脂变、心跳加快、胃肠表面血管扩张，可见全身发痒，继之皮肤潮红，伴有头晕、心慌、胸闷、恶心、口唇水肿等变态反应症状。

# 243　挂金灯

**挂金灯苦酸浆寒　清热解毒利喉咽**
**骨蒸痨热咳嗽痰　水肿黄疸疱疹天**

挂金灯，就是"酸浆"。味苦、酸，性寒，归肝、肺经。具有清热利咽化痰等功效。用于肺热咳嗽，咽喉肿痛，以及骨蒸劳热、水肿、黄疸、疱疹、湿疮等。《本来纲目》："酸浆，利湿除热，除热则清肺止咳，利湿故能化痰，治胆。"《本草纲目拾遗》："天灯笼草，主治虽夥，惟咽喉是其专治，用之功最捷。"《滇南本草》："利小便，治五淋，玉茎痛。攻疮毒，治腹痛，破血，破气。"朱震亨：灯笼草，苦能除湿热，轻能治上焦，故主热痰咽痛，此草治热痰咳嗽，佛耳草治寒痰咳嗽也。与片芹清金丸同用更效。陶弘景：小儿食之能除热，亦主黄疸。现代中医药研究报道：挂金灯具有抗菌功效，对金黄色葡萄球菌、绿脓杆菌等有抑制作用；有抗肿瘤功效，（枸橼酸）对腹水癌有抑制活性作用。

# 244　丝瓜藤

**丝瓜藤归心脾肾　味苦酸寒痰咳镇**
**通经活络肢麻木　月经不调水肿任**

丝瓜藤，味苦、酸，性微寒，归心、脾、肾经。具有化痰止咳、通经活络等功效。用于咳嗽痰多气喘；腰膝四肢麻木；月经不调；水肿等症。《本草求原》："苦，微寒，小毒。""和血脉，活筋络，滋水，止阴痛，补中健脾，消水肿。治血枯少，腰膝四肢麻木，产后惊风，调经。"

## 245　钟乳石

**钟乳石甘温肺寒　纳气平喘化寒痰**
**肾阳腰膝冷目暗　胃痛泛酸乳汁难**

钟乳石，味甘、性温，归肺、肾经。具有温肺化痰、纳气平喘、助阳、制酸、通乳等功效。用于肺肾虚寒的咳喘及虚劳咳喘；男子阳痿，腰膝冷痛；胃痛泛酸；乳汁不通等症。《本草求原》："暖肺纳气，治肺寒气逆，喘咳痰清。"

## 246　天竺子

**天竺子是小蘖科　南天竹果甘苦涩**
**性平敛肺久咳喘　杆菌鸡鸣百日咳**

天竺子是小蘖科植物南天竺的成熟果实。味甘、苦、涩，性平，归肺经。具有敛肺止咳等功效。用于久咳气喘及百日咳等。《科学的民间草药》："为镇咳药，用于气喘症。"《药材学》："敛肺。治久咳自汗，并治阴萎。"

现代中医药研究报道：天竺子含的生物碱主要为南天竺碱甲醚、氢氰酸等。具有麻醉中枢神经、抑制心脏、小量兴奋大量抑制肠管平滑肌、麻痹横纹肌等作用。

### 附：百日咳

百日咳：是由百日咳杆菌引起的急性呼吸道传染病。临床特点为阵发性痉挛性咳嗽、鸡鸣样吸气声及外周血液中淋巴细胞增多。未经治疗可迁延2~3个月，故名"百日咳"。

# 十、理气药

## 归类歌

理气青陈枳徐长　香附青木檀沉降
乌延路路薤金铃　佛橼枸婆荔九香
绿柿八月玫瑰残　山柰甘松刀豆良
柴胡疏肝又升阳　桔梗开胸利肺肠

【青皮　陈皮（橘皮）　枳实　枳壳　徐长卿　香附　青木香　木香　檀香　沉香　降香　乌药　延胡索　路路通　薤白　金铃子（川楝子）　佛手　香橼　枸橘　婆罗子（娑罗子）　荔枝核　九香虫　绿萼梅　柿蒂　八月扎　玫瑰花　白残花　山柰　甘松　刀豆】

**附：行气药特点歌**

行气药多辛苦温　　温燥易耗气伤阴
脘腹胁肋胸胀闷　　滞逆寒热虚实分

　　行气药的特点是：大多数味辛、苦，性温、燥，易耗气伤阴，多用于胸、胁肋、脘腹胀闷等气滞、气逆的病证。但气滞、气逆证有寒热虚实之分，故应用理气药时应随证配伍温里、清热、补益、祛痰、化湿、活血、消导等药物。

# 247　青皮

**青皮苦辛温疏肝　行气消积化滞坚**
**兴奋呼吸升血压　痰祛喘平痉挛安**

青皮，味苦、辛，性温，归肝经。具有疏肝行气、消积化滞等功效。用于肝气郁结，胁肋胀痛或乳房胀痛，以及肝硬化、肝脾肿大等；饮食积滞，脘腹胀痛。又兴奋呼吸、升高血压、祛痰、平喘，能对抗组织胺引起的支气管收缩，能解除组织胺对支气管链的痉挛作用。李杲："青皮，有滞气则破滞气，无滞气则损真气。又破滞削坚积，皆治在下者效。引药至厥阴之分，下食入太阴之仓。"现代中医药研究报道：青皮含左旋辛弗林乙酸盐，是其升血压有效成分。另外还具有兴奋呼吸、祛痰、平喘、缓解痉挛、抗休克等作用。

# 248　橘皮（陈皮）

**橘皮辛散苦温燥　行气健脾和胃要**
**燥湿化痰肺安好　鲜者升压贰反调**

橘皮（陈皮），味辛（辛能散）、苦，性温，归脾、胃、肺经。具有行气健脾、和胃止呕、燥湿化痰等功效。用于脾胃气滞、不思饮食、消化不良等；胃气不和、恶心呕吐；湿痰壅滞、咳嗽胸闷、痰多色白等。《本草汇言》："东垣曰：夫人以脾胃为主，而治病以调气为先，如欲调气健脾者，橘皮之功居其首焉。"现代中医药研究报道：挥发油对消化道有缓和的刺激作用，有利于胃肠积气的排除，并可使胃液分泌增多而助消化。又能刺激呼吸道黏膜，使分泌也增多，有利于痰液吐出。鲜品煎剂或醇提取物对心脏有兴奋作用，较大剂量有抑制作用；有轻微收缩血管作用，静脉注射有迅速升压作用，反复给药也无耐药性；甲基橙皮苷反而有使冠状动脉血流量增加、冠状动脉阻力减小、血压降低、心率减少的作用；橙皮苷能降低胆固醇、抑制实验性溃疡；能降低毛细血管通透性；有抑制金黄色葡萄球菌生长作用。

# 249　枳实

**枳实微寒苦胃脾　破气消积化痰痞**
**改善血循升压显　脏器脱垂均上提**

　　枳实，味苦、性微寒，归脾、胃经。具有破气消积、化痰除痞等功效。用于：肠胃积滞，随症配伍应用；痰热结胸，胸脘痞闷疼痛，黄痰难咯，苔黄腻者；胸阳不振，痰浊内阻，胸痹心中痞满气逆者。单味或配伍补气药，可用于子宫脱垂、脱肛、胃下垂等。本品还有改善血液循环、升高血压的作用。

## 250　枳壳

**枳壳枳实性功同　力缓理气腹脘胸**
**盖自飞门至破门　一气而已三焦通**

---

枳壳，跟枳实的性味、功效相似，但又归肺经（《雷公炮制药性解》入肺肝胃大肠经；《药品化义》：入肺脾胃大肠经），作用较缓和，行气宽中，多用于胸、脘、腹胀痛，食欲不振等。《本草纲目》："盖自飞门至破门，皆肺主之，三焦相通，一气而已。"

## 251　徐长卿

**徐长卿即寮刁竹　辛温行气解痛毒**
**祛风止痒过敏病　归肝脾胃诸痛除**

---

徐长卿就是寮刁竹，也叫一枝香。味辛、性温，归肝、脾、胃经。具有行气止痛、祛风止痒、止痛、解毒等功效。用于脘痛、胁痛、腹痛、牙痛、风湿痛及跌仆损伤痛等诸痛症，可单味应用，或配伍其他行气活血止痛药物；湿疹、风疹块、过敏性皮炎等皮肤瘙痒症，可内服或煎汤外洗；毒蛇咬伤，常配半边莲等内服或外敷。《神农本草经》："主蛊毒，疫疾，邪恶气，温疟，主注易往走，啼哭，悲伤，恍惚。"《中国药植志》："治一切痧症和肚痛，胃气痛，食积，霍乱。"

理气药

广州部队《常用中草药手册》："祛风止痛，解毒消肿，温经通络。治毒蛇咬伤，风湿骨痛，心胃气痛，跌打肿痛，带状疱疹，肝硬化腹水，月经不调，痛经。"现代中医药研究报道：具有镇痛；镇静；增加冠脉血流、改善心肌代谢、缓解心肌缺血、降压、降脂、缓解肠痉挛（止痛）。

## 252  香附

香附味辛微苦平　行气疏肝调痛经
胎前产后妇百病　平滑肌缓痛压轻

香附，味辛、苦，性平，归肝经。具有行气疏肝、调经止痛等功效。用于肝气郁结的胁肋脘腹胀痛；配栀子等可疏肝泄热；配高良姜以疏肝散寒。用于肝气郁结的月经不调见经来乳胀、胁痛、少腹作痛等，以及胎前产后的各种妇科疾病。《本草纲目》："利三焦，解六郁，消饮食积聚，痰饮痞满，胕肿腹胀，脚气，止心腹肢体头目齿诸痛……妇人崩漏带下，月经不调，胎前产后百病。"现代中医药研究报道：具有对中枢神经的催眠、麻醉、解热、降温、镇痛作用；对血管的强心或减慢心率、降压及部分阻断组织胺的作用；雌激素样作用；抑制子宫、肠管、支气管的收缩、痉挛作用；抗炎作用；抗菌作用；香附流浸膏对动物离体子宫有抑制平滑肌收缩，缓解紧张的作用。乙醇提取液能明显地提高小白鼠的痛阈。水煎剂又降低肠管紧张和抗乙酰胆碱的作用。

## 253 青木香

马兜铃根青木香　辛苦微寒肝胃脏
行气止痛解蛇毒　头风高压痒秃疮

　　青木香是马兜铃科多年生缠绕草本植物马兜铃的根。味辛、苦，性微寒，归肝、胃经。具有行气止痛、解蛇毒、降血压等功效。用于肝、胃气滞，胸胁脘腹胀痛，疝气痛等；亦可用于夏令秽浊，腹痛吐泻；蛇虫咬伤，煎汤内服，并可研末外敷；还治头风、高血压、瘙痒、秃疮等。《本草图经》："治气下膈，止刺痛。"《本草纲目》："利大肠。治头风、瘙痒、秃疮。"现代中医药研究报道：具有降血压（煎剂较强）（肾性、舒张压），并可对抗麻黄碱的升血压作用；对胃肠道，民间虽有用治腹痛者，但临床上用粗制剂，也可引起恶心、呕吐、头晕等不良反应（催吐作用是所含的醚溶性酸、精油成分。精制：醚溶去酸、蒸馏法或挤压法或石油或苯溶剂提取法可除此不良反应）；还有镇静、抗鸡疟、抑制痢疾杆菌的作用。

# 254 木香

木香行气止痛良　苦辛脾肺胃大肠
轻刺蠕动缓痛胀　降压持久抗菌强

　　木香（广木香），味辛、苦，性温，归脾、肺、胃、大肠经。具有行气止痛等作用。用于脾胃气滞的脘腹胀痛，食欲不振等；湿热泻痢，大肠气滞的腹痛、里急后重等。现代中医药研究报道：（挥发油作用）木香的粉剂对白色葡萄球菌、枯草杆菌、大肠杆菌及伤寒杆菌有较强的抑菌作用。木香煎剂对福氏痢疾杆菌有强烈的抗菌作用。木香对胃肠轻度刺激，并能促进肠蠕动及分泌，因而能缓解胃肠气胀所致的腹痛。挥发油及总生物碱能对抗组织胺与乙酰胆碱对气管和支气管的致痉作用（但无止咳作用）。对心血管有明显的扩张血管作用，故能降压，且较持久。

# 255 檀香

白檀香辛温脾肺　行气散寒开胸胃
止痛抗炎抚身心　香圣驱解中恶秽

　　檀香，又名白檀、白檀木，是檀香科植物白檀香树的心材。味辛、性温，归脾、胃、肺、心经。具有行气散寒止痛等功效。用于胸腹气滞疼痛。据《慧琳音义》记载：能治热病。外敷可以消炎去肿，调理肤质。延缓衰老，是我国古代时期治疗皮肤病的主要药材。白檀香提炼而成香料，单独燃烧时气味常常不佳，但与其他香料混合，则可"引芳香之物上身极高之分"。因其带着浓浓的历史气息的醇厚味道而被佛家推崇，誉为"香料之王"。宗教实践中，香气确实能放松心情，安抚紧张的神经，缓解焦虑，给人以平静、祥和的感觉。从而有利于缓解疼痛、炎症（神经的反射）。平静则有助于免疫正常，预防感染和过敏。香气驱虫也是实践经验。《本草备要》："调脾胃，利胸膈，为理气要药。"《本草拾遗》："主心腹霍乱，中恶，杀虫。"现代中医药研究报道：药理作用能增强胃肠蠕动，促进消化液分泌；能麻痹离体小肠。抗菌作用不强。过量可引起胃、肾、皮肤刺激，还有强心、解毒、利尿作用。对四逆汤、刺五加中毒所致的心律不齐有拮抗作用。

## 256 沉香

**沉香行气重降逆　止痛止呕平喘益**
**辛苦温调肾胃脾　上热下寒天地气**

沉香，为行气药，主要是偏重降逆。具有行气止痛、降逆止呕、降逆平喘等功效。味辛、苦，性温，归脾、胃、肾经。用于胸腹气滞、胀闷疼痛；胃寒呃逆、呕吐；气逆痰喘实证或喘粗日久、肾不纳气虚证，随虚实配伍应用。上热下寒之证犹如天地阴阳不能交通运转的不正之气（上热需摄下泻，下寒需纳上暖，阴阳交通循环方为生机运转）。《医林纂要》："坚肾，补命门，温中，燥脾湿，泻心，降逆气，凡一切不调之气皆能调之。"《本草纲目》："治上热下寒，气逆喘急，大肠虚秘，小便气淋，男子精冷。"

## 257　降香

降香辛温肝心脾　　降气散瘀痛胸痹
跌扑伤痛敷止血　　镇静降压辟秽气

　　降香，味辛，性温，归肝、心、脾经。具有降气辟秽、行瘀止血定痛等功效。用于秽浊内阻、呕吐腹痛、胸胁痛；跌仆损伤等瘀滞疼痛及创伤出血等，可内服、外敷。还有镇静、降血压等作用。《本草经疏》："降真香，香中之清烈者也，故能辟一切恶气。入药番舶来者，色较红，香气甜而不辣，用之入药殊胜，色深紫者不良。上部伤，瘀血停积胸膈骨，按之痛并胁肋痛，此吐血候也，急以此药刮末，入药煎服之良。治内伤或怒气伤肝吐血，用此以代郁金神效。"《本草再新》："治一切表邪，宣五脏郁气，利三焦血热，止吐，和脾胃。"现代中医药研究报道：降香有降压、镇静、抗惊厥、镇痛作用。

# 258　乌药

**乌药行气肺通宣　辛散温脾肾肝寒**
**胸腹诸痛痛经疝　下焦膀胱冷缩泉**

　　乌药，味辛、性温，归肺、脾、肾、肝、膀胱经。具有行气散寒止痛、温肾散寒、除膀胱冷气等功效。用于气机郁滞的脘腹胀痛；疝气腹痛；经期腹痛；肾寒、膀胱冷气等下焦虚寒之小便频数、遗尿（缩泉丸）等。《本草纲目》："中气，脚气，疝气，气厥头痛，肿胀喘急，止小便频数及白浊。"《本草拾遗》："主中恶心腹痛，宿食不消，天行瘴疫，膀胱肾间冷气攻冲背膂，妇人血气。"

# 259　延胡索

**延胡索治一身痛　行气活血互作用**
**胸腹胁痛疝痛经　醋炒入肝碇溶重**

　　延胡索，有行气药相同的味辛、苦，性温，归肝经。具有行气活血止痛等功效。用于气滞血瘀的胸、腹、胁痛，疝痛，痛经及跌打损伤痛等，可随症配伍相应药品同用。《本草求真》："延胡索，不论是气是血，积而不散者服此力能通达，以其性温，则于气血能行能畅，味辛，则于气血能润能散，所以理上下一身诸痛，往往独行功多。"《本草纲目》："能行血中气滞，气中血滞，故专治一身诸痛。"《开宝本草》："破血，妇人月经不调，腹中结块，崩中淋露，产后诸血病，血晕，暴血冲上，因损下血，煮酒或酒磨服。"延胡索入药多用醋炒，前人认为可加强其入肝止痛功效。现代研究证实，延胡索醋炒可使其生物碱溶解度大大提高。

## 260　路路通

**路路通络十二经　行气活血利水功**
**肝胃气痛妇经乳　膀胱水肿关节风**

路路通，味辛、性平，归肝、胃、膀胱经。能通十二经，具有行气、活血、通络、利水等功效，用于肝郁气滞、气滞胃痛、闭经、乳汁不通、风湿痹痛、水肿等。《纲目拾遗》："枫果，树似白杨，内圆如蜂窝，即路路通。其性大能通行十二经穴，故《救生苦海》治水肿胀用之，以其能搜逐伏水也。""避瘴却瘟，明目，除湿，舒筋络拘挛，周身痹痛，手脚及腰痛，焚之闻其烟皆愈。"《中药志》："通经利水，除湿热痹痛。治月经不调，周身疼痛，小便不利，水涨胀满等症证。"广州部队《常用中草药手册》："祛风除湿，行气活血。治风湿性腰痛、心胃气痛，少乳，湿疹，皮炎。"

# 261　薤白

**薤白辛苦肺大肠　性温而滑通心阳**
**行气散结导痰湿　动脉酯质痢疾良**

薤白（百合科草本植物小根蒜），味辛、苦，性温，归肺、大肠、心经。具有行气通阳、散结、导滞等功效。用于痰湿滞于胸中，阳气不能导通的胸闷疼痛或兼见喘息、咳唾的胸痹证；湿滞大肠，痢疾里急后重等。《本草纲目》："治少阴病厥逆泻痢及胸痹刺痛，下气散瘀，安胎。"《李杲》："治泻痢下重，能泄下焦阳明气滞。"现代中医药研究报道：薤白水煎剂对痢疾杆菌、金黄色葡萄球菌、肺炎球菌、八叠球菌有抑制作用；扩张血管、降血压、抑制血小板聚集、预防动脉粥样硬化、降过氧化脂质、明显地降血脂作用等，还有抗肿瘤作用。

# 262　川楝子（金铃子）

**川楝苦寒实金玲　行气疏肝偏热疼**
**有毒头癣又驱虫　胃疡小肠膀胱能**

川楝子，别名：楝实、金铃子。味苦、性寒，归肝、胃、小肠、膀胱经，有小毒。具有行气疏肝、驱虫等功效，用于肝胃气滞的胁肋脘腹疼痛，尤以偏于热者为宜；疝痛；虫积腹痛；

头癣、疥疮等。《本草经疏》："川楝苦寒性降，能导湿热下走渗道，人但知其有治疝之功，而不知其荡热止痛之用。"《本草纲目》："导小肠膀胱之热，因引心包相火下行，故心腹痛及疝气为要药。"《本经》："杀三虫，疥疡，利小便水道。"现代中医药研究报道：川楝子具有驱虫、抑制呼吸中枢、抗肉毒中毒、松弛奥狄氏括约肌、收缩胆囊促进胆汁排泄、兴奋肠管平滑肌使收缩有力、抑制金黄色葡萄球菌及多种致病性真菌等作用。亦有用治胃溃疡疼痛者。

# 263　佛手

**佛手性温辛苦酸　行气止痛肺脾肝**
**痰多久咳胸闷喘　肝胃不和呕痛安**

---

佛手，味辛、苦、酸，性温，归肝、脾、肺经。具有行气止痛、化痰等功效。用于肝胃不和的脘腹胁肋胀痛、食欲不振、恶心呕吐；痰湿停聚的痰多咳喘胸闷等。

# 264　香橼

**香橼性味同佛手　行气止痛化痰呕**
**香燥之品恐伤阴　橙皮苷及挥发油**

---

香橼，性味同佛手（味辛、苦、酸，性温），也归肝、脾、

肺经。也具有行气止痛，化痰等功效。用于肝脾气滞的脘腹痞满、胁肋胀痛、呕吐；痰多咳嗽气壅等。《本草便读》："香圆皮，下气消痰，宽中快膈。虽无橘皮之温，而究属香燥之品，阴虚血燥之人仍当禁用耳。"现代中医药研究报道：含橙皮苷及挥发油，具有相应功用。

## 265　枸橘

**枸橘青实行气强　壳陈佛橼较平常**
**陈枳脾胃青枸肝　佛橼兼理肝脾良**

枸橘、青皮、枳实、枳壳、橘皮、佛手、香橼、都是芸香科柑橘类植物的果实或根皮。此类药物均性味近似（味辛、苦，性温），故具有行气疏肝、消积等功效。用于肝气郁滞等。但药性强弱却不同。枸橘、青皮、枳实，行气性能较强烈，适应于痰气凝结乳腺结核，饮食不化症；枳壳、橘皮、佛手、香橼，性较平和，就其适应证来说，都用于肝郁气滞诸证，但各有侧重：橘皮、枳实、枳壳重在行脾胃气滞；青皮、枸橘重在疏肝气郁结；香橼、佛手兼能理肝脾胃气滞。此类药物还能化痰消积，实质上是理气之功，化痰、消积方剂中常配伍应用。

# 266　娑罗子（婆罗子）

**娑罗甘温开心果　行气疏肝胃脘和**
**降透蛋白敏炎肿　婆罗双树涅槃佛**

---

　　娑罗子，别名：开心果、苏罗子、婆罗子。味甘、性温，归心、肝、胃经。具有行气、疏肝、和胃的功效。用于胸脘胁肋胀痛等症。传说释迦牟尼涅槃娑罗双树间（实质，七叶树、娑罗树和菩提树都是佛树，都是活文物，但大多数人总将这三种树混同，这是非常不对的。）"婆罗子"一词，其含义至为丰富，既有医理药理，又有佛理情理，以之为名，隐喻慈航普度的大医襟怀。现代中医药研究报道：七叶树种子脂肪油、淀粉、纤维、粗蛋白。脂肪油的主要成分为油酸和硬脂酸的甘油酯。还有七叶皂苷等。娑罗子皂苷能增加大鼠肾上腺与萎缩胸腺的重量；能促皮质甾酮合成及从肾上腺分泌甾酮，并促血糖升高。七叶皂苷抗蛋白的肿胀、渗出，减少毛细血管通透性、阻止组织胺引起的血管扩张，故有抗炎、抗敏、消肿等作用。

# 267 荔枝核

**荔枝核甘温入肝　行气散寒疗㿉疝**
**脘腹刺痛妇经寒　甘氨酸降血糖元**

　　荔枝核，味甘，性温，归肝经。具有行气散寒止痛等功效。用于寒邪侵于厥阴肝脉的寒疝，阴囊肿硬痛牵睾丸；以及（癩疝）睾丸肿硬、重坠胀痛或麻木不知痛痒（妇女少腹肿的病症也称癩疝《素问·脉解篇》）。还可用于气血瘀滞或寒凝血滞的脘腹刺痛、妇女痛经等症。现代中医药研究报道：所含 α - 次甲基环丙基甘氨酸能使血糖下降，肝糖原含量亦显著降低。

# 268 九香虫

**九香虫臭屁巴虫　代谢抗菌炒香浓**
**疏肝温脾咸肾阳　没钱人吃同鹿茸**

　　九香虫，是昆虫类蝽科九香虫的虫体，活体会飞，青黑色，指甲般大小，状如水龟，趴在农作物的茎叶上吸食浆液，不留心碰到它便放出一种奇臭难闻的气体，常使人避而远之，因而它也落个"臭板虫、屁巴虫、打屁虫"等臭名。屁巴虫含有九香虫油，一经炒熟之后，即是一种香气浓郁、味美可口、祛病延年的药用美食，因此它又赢得了"九香虫"的美称。味甘、性温，归肝、脾、肾经。具有行气散寒止痛、温肾壮阳等功效。用于胸腹气滞疼痛；以及肾阳虚衰，阳痿尿频，腰膝酸软等。俗话说："有钱人吃鹿茸，没钱人吃屁巴虫"，这就说出了物美价廉的九香虫，竟有相似高级壮阳滋补药鹿茸的功效。

## 269　绿萼梅

**绿萼梅平蔷薇科　梅之花蕾酸又涩**
**疏肝开胃肺气痰　胸闷纳呆瘰梅核**

---

绿萼梅，性平，是蔷薇科植物梅的花蕾。味酸、涩，归肝、肺、胃经。具有疏肝开胃等功效。用于胸闷纳呆及痰气凝结的痰核、瘰疬、梅核气等。

## 270　柿蒂

**柿蒂柿之干宿萼　入胃性平味苦涩**
**降逆止呃霜润咳　柄抗生育镇静做**

---

柿蒂，就是柿树科植物柿的干宿萼（轮叶状薄片，也可叫柿蒂蒂），味苦、涩，性平，归胃经，具有降气止呕等功效，用于呃逆症；柿霜，是柿果实（柿子）制成柿饼时外表所生的白色粉末，味甘涩、性平，无毒，有清热生津、润燥止咳的功效，可用于燥热咳嗽、咽喉肿痛、胃热烦渴、口舌生疮等症；柿柄，是去萼的与枝连接部，即"把"。现代中医药研究报道：柿柄

的抗生育作用优于柿蒂（抗生育率为 79.6%），并有镇静作用。

# 271  八月扎

八月扎木通果平　肝胃气滞胸胁疼
疝气经痛恶瘤肿　膀胱尿管结石行

---

八月扎就木通科木通未成熟果实。味苦、性平，归肝、胃、膀胱经。具有行气疏肝等功效。用于胸脘胁肋胀痛、疝气、月经痛、恶性肿瘤、尿管结石等。

# 272  玫瑰花

玫瑰花温甘微苦　疏肝醒脾胀呕除
和血调经痛跌扑　促胆分泌抗病毒

---

玫瑰花，味甘、微苦，性温，归肝、脾、胆经。具有疏肝理气和血等功效，用于胸脘胁肋胀痛、呕吐；妇女月经不调等症。《药性考》：“行血破积，损伤瘀痛，浸酒饮。”现代中医药研究报道：玫瑰油对大鼠有促进胆汁分泌作用。玫瑰花提取物对人免疫缺陷病病毒（艾滋病病毒）、白血病病毒和 T 细胞白血病病毒均有抗病毒作用。

# 273 白残花

**白残花开苦涩寒　顺气和胃暑热安**
**根研末可治烫伤　活络关节疗面瘫**

---

白残花，味苦、涩，性寒，归胃经。具有行气和胃、清暑化湿等功效，用于暑热胸闷、口渴、呕吐、不思饮食等症；根研末可治烫伤，还能活血通络，用于关节炎、面神经瘫痪等。

# 274 山柰

**山柰沙姜属蘘荷　蘘荷嘉草即姜科**
**行气散寒止痛卓　寒凝气滞冷痛阿**

---

山柰，是蘘荷科植物山柰的根茎，其实就是砂姜属，因为蘘荷嘉草即是姜科。故味辛，性温；归脾、胃经；具有行气温中散寒止痛等功效，用于寒凝气滞、脘腹冷痛等症。歌诀中的"阿"：逢迎附和、迎合之义，并配音。

# 275 甘松

**甘松香辛甘温具　理气止痛醒脾郁**
**开胃进食治脚气　香身除秽不思虑**

　　甘松，非松，是败酱科植物甘松香的根茎，只因全株有强烈的松脂气味而得名，味辛，性温，归脾、胃经。具有行气止痛、醒脾健胃、外用祛湿消肿等作用，用于气滞胸闷脘痛；不思饮食；牙痛；脚气。还有于香身除秽、醒神除忧虑等作用，内服或作熏香、香皂、沐浴等。

# 276 刀豆

**刀豆甘温荚形名　温中下气止呃用**
**刀豆毒素球蛋 A　猪腰包烧肾虚痛**

　　刀豆，味甘、性温，因为是荚形如刀而名。归中焦脾、胃经。具有温中下气、降逆止呃、补肾等功效，用于呃逆；应用猪腰包、荷叶裹，炭灰中烧煨熟，去刀豆食猪腰，治疗肾虚腰痛。现代中医药研究报道：刀豆子含刀豆毒素，具有脂氧酶激活作用，可引起雌性大鼠血浆内黄体生成素和尿促卵泡素水平突然升高。所含刀豆球蛋白 A，是一种植物血凝素。刀豆子还能选择性激活抑制性 Ts 细胞，对调节机体免疫反应具有重要作用。

# 十一、理血药

## （一）活血药

### 归类歌

活血川芎郁乳没　丹参虎杖母三莪
鸡血桃红五牛甲　地鳖水蛭苏王泽
紫参凌霄刘月季　自然血竭虻落得
蒲黄生行熟能止　赤芍凉血又能活

（川芎　郁金　乳香　没药　丹参　虎杖　益母草　莪术　三棱　鸡血藤　桃仁　红花　番红花　五灵脂　牛膝　穿山甲　地鳖虫　水蛭　苏木　王不留行　泽兰　紫参　凌霄花　刘寄奴　月季花　自然铜　血竭　虻虫　落得打）

他章中，蒲黄、赤芍也有活血之功。

# 277　川芎

　　川芎肝胆心包经　　温活血气辛散风
　　头目血海胸肢痹　　扩管抑凝血脑通

---

　　川芎，归肝、胆、心包经，性温、味辛。具有活血行气、祛风止痛等功效，用于血瘀气滞所致的月经不调、痛经、闭经、产后腹痛；胸痹绞痛，脘腹刺痛；癥瘕积块、肢体麻木、跌打损伤及疮疡肿痛。用于风邪头痛或是风湿痹痛，尤以头痛为常用，随风寒、风热、血虚、风湿等证配伍相关药物。现代中医药研究报道：川芎主要含有挥发油、川芎嗪等。川芎嗪可使心率加快，心肌收缩力加强，血管扩张。心肌氧耗和脑血流增加，冠状动脉和脑血管阻力及总外周阻力降低。川芎嗪延长血小板凝聚时间，对已聚集的血小板有解聚作用。川芎嗪可较多透过血脑屏障，在脑干中分布较多，临床上对治疗冠心病心绞痛及急、慢性脑血管疾病有一定疗效。

# 278　郁金

　　郁金辛开气血行　　苦疏肝胆黄石疼
　　凉血化痰心神醒　　动冠脉内斑不成

---

　　郁金，味辛、苦，性凉，归心、肝经。具有活血行气、疏肝利胆、化痰解郁、凉血等功效，用于气滞血瘀的胸腹胁肋疼

痛；黄疸、胆石症；癫狂、癫痫、温病痰热蒙蔽心神的神昏谵语；吐衄、便血等血热兼瘀滞者，在凉血治血方中止血而不留瘀。现代中医药研究报道：郁金有效成分姜黄素。姜黄素能促进胆汁分泌和排泄，减少尿胆原。动物实验表明，郁金对主动脉及冠状动脉内膜斑块形成有减轻作用。此外，还有轻度镇痛作用。

## 279　乳香
## 280　没药

乳香没药相须兼　　温苦辛归心脾肝
活血行气瘀滞痛　　消肿生肌风湿安
乳香调气心腹偏　　抗炎扩管祛腐先
没药散血外伤要　　血胆甾醇降脂斑

---

乳香、没药，二者常相须为用。皆性温，味辛、苦，归心、肝、脾经。均具活血行气、消肿止痛、去腐生肌等功效，均用于血瘀气滞诸证之胸腹疼痛；跌打损伤；风湿痹痛；痈肿初起、红肿疼痛，以及痈肿溃后久不收口等。

二者区别：乳香偏于调气，更多用于心腹等内症。现代中医药研究报道：乳香还有抗炎、扩血管、祛腐等作用；没药则以散血，主要用于以外伤等外症。现代中医药研究报道：没药具有降低高胆甾醇血症的血胆固醇含量、防止脂质斑块形成等作用。

# 281 丹参

丹参红根苦微寒　　活血通络归心肝
胸痹癥瘕妇经产　　安神凉血善微斑

丹参，又叫红根。味苦、性微寒，归心、肝经。具有活血通络、安神、凉血等功效，用于多种瘀血为患或血行不畅病症，如胸痹刺痛、脘腹疼痛；癥瘕积聚、肢体麻木疼痛、风湿痹痛、疮疡肿毒脱疽疼痛；妇女月经不调、痛经、闭经、产后瘀滞腹痛等。安神，用于热病伤营，心烦不寐或心血不足，心悸、失眠。凉血，用于温热病热入营血，身发斑疹。现代中医药研究报道：丹参有改善微循环作用，已广泛用于治疗各种循环障碍。

# 282 虎杖

虎杖活血通络苦　　微寒肝胆湿黄除
清肺热咳蛇疮毒　　泻下抗生烫伤敷

虎杖，味苦、性寒，归肝、胆、肺经。具有活血通络、利湿退黄、清热解毒等功效。用于血瘀、湿热证（血瘀闭经、痛经、跌打损伤、癥瘕积聚；风湿痹痛的关节不利；湿热黄疸、淋浊带下；胆道结石、尿路结石等）。还用于肺热咳嗽，外敷烫伤、痈肿、毒蛇咬伤等。现代中医药研究报道：虎杖苷经水解后生成大黄泻素，有泻下作用。还对一些病菌、病毒等致病微生物有抑制作用。

## 283　益母草

益母辛苦寒辛甘　　活血通经女人安
利水降压清热毒　　微循环善子叶先

---

益母草，味辛、苦、甘，性微寒，归心、肝经。具有活血通络、利水消肿、清热解毒等功效。用于瘀滞月经不调、痛经、闭经、难产胞衣不下、产后腹痛以及癥瘕等妇科病症；小便不利、水肿、水肿兼高血压者；痢疾、痈肿。现代中医药研究报道：有改善微循环作用。种子（茺蔚子）和叶对子宫作用较强。

## 284　莪术
## 285　三棱

三棱莪术破血气　　苦辛消积行肝脾
经产跌打瘀滞积　　同用坚者削之力
三棱平抑血小板　　抗栓溶纤活血异
莪术温通结块聚　　抗癌特免尤行气

---

三棱、莪术，均具有破血、行气、消积等功效，味辛、苦，归肝、脾经，均用于气血瘀滞的癥瘕积聚，心腹疼痛，胁下胀痛，妇女经闭，产后瘀滞腹痛及饮食积滞、脘腹胀满疼痛等症。二者同用，有"坚者削之"之力。

三棱性平，能抑制血小板凝聚、抗栓、溶纤，活血之力优于莪术；莪术性温，能温通经血、散结块、消积聚，有抗癌及特应性免疫等作用，行气之力胜于三棱。

## 286　鸡血藤

鸡血归肝甘温苦　　调经行血兼能补
筋络痹痛瘫麻木　　白球降因放射辐

鸡血藤，味苦、微甘，性温，归肝经。具有行血兼能补血、调经、舒筋活络等功效，无论是血瘀、血虚或血瘀兼血虚所致的月经不调、痛经、闭经、手足麻木、肢体瘫痪、风湿痹痛等，都可随证配伍补血、活血、通络药物应用。现代中医药研究报道：鸡血藤对放射线引起的白细胞下降，有较好疗效。

## 287　桃仁

桃仁苦甘平心肝　　活血破瘀经血关
润肠通便止咳喘　　过麻呼吸氢氰酸

桃仁，味苦、甘，性平，归心、肝、大肠经。具有活血祛瘀、润肠通便、止咳平喘等功效，用于血滞经闭、痛经、产后瘀滞腹痛、癥瘕、跌打损伤及其他瘀滞证，随证配伍；也常配伍清热解毒药，治疗肺痈、肠痈等病；还用于肠燥便秘；还可用于治疗气逆喘咳。现代中医药研究报道：桃仁含杏仁苷，在苦杏仁酶作用下，可分解产生氢氰酸，如误服大量，可麻痹延髓呼吸中枢而引起中毒死亡。

## 288　红花

**红花辛温心肝经　　活血通络祛瘀疼**
**瘀血阻滞诸多证　　心脑血管子宫能**

红花，菊科一年生草本植物的筒状花。味辛、性温，归心、肝经，具有活血、通络、祛瘀、止疼等功效，用于瘀血阻滞的多种病症，如血滞经闭、痛经、产后瘀滞腹痛、癥瘕积聚、跌仆损伤、肢体疼痛、疮疡肿毒等瘀血阻滞的诸多病证。现代中医药研究报道：改善心脑血流和供氧，保护心脑组织；调节血管扩张（对抗肾上腺素）收缩（较弱的直接收缩）；有降压、降低血脂的作用；抗凝血作用；对子宫有兴奋作用（有雌激素样作用）。

# 289  番红花

**番藏西红鸢尾科　柱头甘凉血瘀热**
**经产跌打郁闷者　温病入血惊痰拓**

　　番红花，又称藏红花。鸢尾科多年生草本植物番红花的柱头及花柱上部。是亚洲西南部原生种，最早由希腊人人工栽培。主要分布在欧洲、地中海及中亚等地，明朝时传入中国，《本草纲目》将它列入药物之类，中国浙江等地有种植。番红花是一种名贵的中药材，具有强大的生理活性，其柱头在亚洲和欧洲作为药用，有镇静、祛痰、解痉作用，味甘、性微寒，功效与红花近似，但强于红花，并兼有凉血解毒作用。除治疗瘀血病症外，还用于温热病热入血分证。《中国藏药》：柱头用于肝病，血病，培元健身。《藏本草》：柱头清肝热，培元滋身；治一切肝病。《维药志》：花柱头用于跌打损伤，瘀血疼痛，血滞经闭，肝郁气闷，胸胁刺痛，产后腹痛，神志不安，视物昏花，健忘。番红花药源较少，故价格贵，临床应用不多。

# 290  五灵脂

**五灵脂能生炒用　活血化瘀止血痛**
**苦甘温归心肝脾　真菌结杆蛇蝎虫**

　　五灵脂，能生用，也能炒用，具有活血化瘀、止血、止痛

理
血
药

209

等功效，味苦、甘，性温，归心、肝、脾经，用于血滞经闭，痛经，产后恶露不下及瘀血凝滞引起的胃痛、胸腹痛等。对真菌、结核杆菌有抑制作用，能解蛇、蝎、蜈蚣等诸虫咬伤，可与雄黄研末内服并外敷。

## 291　牛膝

**牛膝活血苦涩平　经血关节尿淋通**
**怀偏肝肾强腰膝　善下降压缩孕宫**

　　牛膝，味苦、涩，性平，归肝、肾经，具有活血通经、利关节、强腰膝、利尿通淋、引火（血）下行等功效。怀牛膝偏于补肝肾、强腰膝。用于瘀血阻滞的月经不调；下半身腰膝酸软、关节疼痛；湿热下注的热淋、血淋、石淋；上部的火热病症（善下行），肝阳上亢，头痛眩晕者；胃火上炎，口舌生疮、齿龈肿痛；气火上逆，血热妄行，吐血、衄血。现代中医药研究报道：牛膝对心血管系统有降血压的作用；对已孕宫有规则的节律性收缩（很少出现痉挛性收缩）也有一定的效果。

## 292 穿山甲

**穿山甲寒咸胃肝　血瘀经闭乳下难**
**消肿排脓白球掀　扩管疗痹毒廷贤**

　　穿山甲，味咸、性寒，归肝、胃经，具有活血通经、下乳、消肿排脓等功效，用于血滞经闭、癥瘕痞块、风湿痹痛等，对症配伍相应药物使用；产妇乳脉不通、乳汁不下等，常配王不留行同用；痈肿初起或脓成未溃，可使未成脓者消散，已成脓者速溃。明代医家龚廷贤《药性歌括四百味》的四言歌言"穿山甲毒……"现在中医药研究报道：本品有扩张血管、升高白细胞等作用。

## 293 地鳖虫

**地鳖归肝咸小毒　破血逐瘀经血阻**
**抗凝调脂慎早搏　抗癌散结续筋骨**

　　地鳖虫（䗪虫、土虫、土鳖虫、土元虫），味咸、性寒，归肝经，有小毒。具有破血逐瘀、续筋接骨等功效，用于血滞经闭，癥瘕积聚；跌打损伤，筋断骨折，瘀血肿痛，配伍其他活血药或研末黄酒冲服，亦可用鲜者捣烂加黄酒取汁饮服，以残渣外敷局部。现代中医药研究报道：地鳖虫有抗凝血和对纤维蛋白溶解的作用，并有一定的调节血脂的作用。对心脏泵功能的作用研究表明：土鳖虫总生物碱大剂量20mg/kg以上时，心电图出现明显的S-T段缺血改变，并有室性早搏；地鳖虫能抑制肝癌、胃癌细胞的增殖，地鳖虫浸膏有抑制白血病患者白细胞增殖的作用；土鳖虫与全蝎、蜈蚣混合研末制成的"结核散"，对人型结核杆菌无抑菌作用（所以用于结核，应为散结作用）。

## 294　水蛭

**水蛭有毒咸苦平　破血通经逐瘀癥**
**蓄血发狂抗血凝　毛管扩因组胺增**

---

　　水蛭，味咸、苦，性平，有毒，归肝经。具有破血逐瘀等功效，用于血滞经闭、癥瘕积聚、蓄血发狂、跌打损伤及其他瘀血证。现代中医药研究报道：水蛭有抗凝血和抗栓作用；亦有降低血脂作用；水蛭可促进急性脑出血的血肿吸收，减轻脑组织周围炎症反应及水肿，缓解颅内压升高，改善局部循环，有利于神经功能的恢复；对心血管系统，水蛭素还能对抗收缩力、有增加心肌营养性血流量的作用；水蛭还可分泌一种组织胺样物质，因而可扩张毛细血管。

## 295　苏木

苏木心肝胃肠亲　跌扑经闭产后晕
活血祛瘀甘咸平　微动抗癌球杆菌

苏木，味甘、咸，性平，归心、肝、胃、大肠经。具有活血祛瘀等功效，用于产后瘀阻腹痛、眩晕，痛经，跌打损伤等症。具有能显著促进微动脉血流（对主动脉及外周血流无大影响）、抗癌、抗球菌、抗杆菌等作用。

## 296　王不留行

王不留行肝肾属　平苦活血通经乳
走而不守行不住　早孕着床癌瘤阻

王不留行，味苦、性平，归肝、肾经，具有活血通经、通乳等功效，用于瘀滞经闭；乳汁不下等症。《本草求真》："王不留行，性走而不守。……则知气味疏泄，洵尔至极，又安能有血而克止乎？何书又言止血定痛，能治金疮，似与行血之意又属相悖，讵知血瘀不行，得此则行，血出不止，得此则止，非故止也，得其气味以为通达，则血不于疮口长流，而血自散各经，以致其血自止，其痛即定，岂必以止为止哉。"《纲目》："王不留行能走血分，乃阳明冲任之药，俗有'穿山甲，王不留，妇人服了乳长流'之语，可见其性行而不住也。"现代中医药

213

研究报道：王不留行对子宫有收缩作用；有抗着床抗早孕作用，并有抗癌及抗肿瘤作用。

源自王不留行的植物双糖链皂苷作用机制的基础研究：实验旨在说明植物双糖链皂苷对不同人癌细胞系（肝癌，HepG2;神经胶质瘤 :U251; 胃癌 :BGC、HGC、SGC; 结肠癌 :lovo-1）的抑制效果和可能的作用机制。实验结果表明植物双糖链皂苷可以通过诱导细胞凋亡发挥其抗肿瘤活性，并进一步证实了植物双糖链皂苷是一种具有开发价值的抗肿瘤化疗药物。

## 297  泽兰

**泽兰微寒苦脾肝  活血通络利水兼**
**经闭产后肿面颜  全草强心降血黏**

---

泽兰，味苦、性微寒，归肝、脾经。具有活血通络、利水消肿等功效，用于经闭、痛经、产后瘀阻腹痛；产后面目浮肿等。现代中医药研究报道：地瓜儿苗全草制剂有强心作用。对异常的血液流变也有较好的改善作用，使血液黏度、纤维蛋白原含量及红细胞聚集指数均降低。

# 298　紫参

紫参石见穿肝脾　　活血解毒兼理气
苦平辛止月经痛　　黄疸肝炎和痢疾

紫参，也叫石见穿。味苦、辛，性平，归肝、脾经。具有活血止痛、解毒、理气等功效，用于月经不调、痛经、肝炎胁痛、痢疾、湿热带下、乳腺炎、疔肿、癌肿等。

# 299　凌霄花

凌霄甘酸瘀化通　　寒凉心肝伏火风
经产乳肿崩漏癥　　皮痒痤疮风疹红

凌霄花，味甘、酸，性微寒，归心、肝经，具有活血通经、凉血祛风等功效，用于瘀滞经闭、癥瘕、乳肿；皮肤瘙痒、痤疮、风疹块等。《本草纲目》：凌霄花及根，甘酸而寒，茎叶带苦，行血分，能去血中伏火，故主产乳崩漏诸疾及血热生风之证也。

# 300　刘寄奴

**刘寄奴苦温心脾　破血祛瘀通经闭**
**肝炎烫伤南化食　金创出血便痢疾**

刘寄奴，味苦、性温，归心、脾、肝经。具有破血、祛瘀、通经等功效，用于经闭、瘀阻腹痛、跌打损伤等症。（药物应用鉴别：刘寄奴有南北之别，二者功效近似，但南刘寄奴具醒脾消食之功较北刘寄奴明显，故南刘寄奴又称化食丹。）《开宝本草》："疗金疮，止血为要药"；"产后余疾，下血、止痛。"现代中医药研究报道：刘寄奴对肝脏的作用治疗急性传染性肝炎：阴行草（即北刘寄奴）浓缩煎液可使醋酸棉酚引起的大鼠高血清谷丙转氨酶（SGPT）明显下降；有明显利胆、护肝、抗菌作用（阴行草对宋内痢疾杆菌、志贺氏（杆）菌有杀菌作用，对福氏痢疾杆菌、鲍氏痢疾杆菌、大肠杆菌及变形杆菌有抑菌作用），治疗第Ⅱ、Ⅲ度烧伤（对严重烧伤患者应注意全身并发症的处理，如输液、输血、输血浆及抗菌素的应用等）。

# 301　月季花

**月季花蕾性甘温　活血调经肝郁因**
**瘰疬肿毒敷洗熏　没食子酸抗真菌**

月季花是蔷薇科植物月季花的花蕾。味甘、性温，归肝经。

具有活血调经的功效，用于肝郁不舒、月经不调、瘰疬、痈肿等症。《本草纲目》：活血消肿，敷毒。现代中医药研究报道：月季花具有较强的抗真菌作用。在月季花提纯 3% 浓度时即对 17 种真菌有抗菌作用。已分离出其抗菌的有效成分是没食子酸。

## 302　自然铜

自然铜黄铁矿石　辛平散瘀疮痛止
续筋接骨肝肾知　气瘿毛癣真菌使

自然铜是天然黄铁矿的矿石，味辛、性平，归肝、肾经。具有续筋接骨、散瘀止痛等功效，用于跌打损伤。现代中医药研究报道：自然铜对桡骨骨折愈合有促进作用，有抗真菌作用：在试管内，自然铜对供试的多种病原性真菌均有不同程度的抗真菌作用，尤其对石膏样毛藓菌、土曲霉菌等丝状真菌作用较强。

## 303　血竭

血竭甘咸平行瘀　定痛止血敛疮肌
外伤科要菌炎抑　铁血心肝烧呛鼻

血竭，味甘、咸，性平，归心、肝经。具有行瘀、止血、止痛等功效，用于跌打损伤疼痛、创伤出血及疮口不敛等，是外科要药。优质的特征：干燥树脂呈不定形的块状物，大小不等，表面有沟纹及因布包而遗留的布纹，赤褐色或紫褐色。质硬而脆，断面紫褐色至黑褐色，有玻璃样光泽，有时有小孔。用火燃之，冒烟呛鼻。研成粉末则呈鲜艳的深红色。无香气，味甘而咸，嚼之砂样。以外表色黑如铁，研末红如血，燃之其烟呛鼻者佳。现代中医药研究报道：血竭对多种致病真菌有不同程度的抑制作用，并有抗炎作用。

## 304　虻虫

**虻虫小毒雌吸血　破瘀痛经蓄癥跌**
**入肝微寒苦性烈　心肌缺血脑后叶**

虻虫（牛虻、瞎虻），有小毒，是双翅目科复带虻或鹿虻的雌虻成虫。雌虻吸食牛、马、驴、鹿等家畜血液（雄虻不吸血，只吸食植物的汁液）。具有破瘀通络等功效，用于血瘀痛经、经闭、癥瘕、跌打损伤等。归肝经，性微寒、味苦，为破血性烈之品。现代中医药研究报道：虻虫对脑下垂体后叶素所致的心肌急性缺血有一定的改善作用，还能降低血绝黏度。

# 305 落得打

**落得打辛苦寒草　活血消肿止痛好**
**清利解毒肝脾肾　伤科疮疡尿涩少**

落得打,是伞形科植物积雪草的全草。味辛、苦,性寒,归肝、脾经。具有活血消肿止痛、清热利湿解毒等功效。用于跌打损伤;痛肿、湿疹、尿频涩痛等病症。现代中医药研究报道:落得打含有积雪草苷,对皮肤组织的作用为积雪草苷能治疗皮肤溃疡,如顽固性创伤、皮肤结核、麻风等。

# （二）止血药

## 归类歌

止血飞廉大小蓟　　苎麻茅根花白芨
紫珠茜草侧柏叶　　蒲黄灶土艾三七
槐花角卷藕地榆　　仙鹤棕榈炭血余
鸡冠花和花蕊石　　铁苋角腮与羊蹄

（飞廉　大蓟　小蓟　苎麻根　白茅根　白茅花　白芨　紫珠　茜草　侧柏叶　蒲黄　灶心土　艾叶　三七　槐花　槐角　卷柏　藕节　地榆　仙鹤草　棕榈炭　血余炭　鸡冠花　花蕊石　铁苋菜　牛角腮　羊蹄）

306　大蓟

307　小蓟

308　飞廉

大蓟小蓟同飞廉　甘凉止血行心肝

降压小蓟血尿善　解毒散瘀痈肿安

小蓟饮子济生严　降醇缩管凝时间

飞廉利湿乳尿染　入肺膀胱胆痛偏

　　大蓟、小蓟和飞廉，皆味甘、性凉，皆具有凉血、止血的功效，皆归心、肝经，还有降压、解毒、消痈等功效。大蓟、小蓟和飞廉皆可用于血热妄行的咳、吐、衄、便、崩等出血之症，以及高血压、热毒痈肿等症。小蓟作用较强，如《重订严氏济生方》中以其命名的小蓟饮子（虽生地黄25克，但质实仍不及小蓟15克为君）。在止血方面，小蓟又善于治疗血尿，还能降低血液中胆固醇，收缩血管，缩短凝血时间。飞廉，除止血治疗血热妄行的出血诸症外，还有祛风、利湿的功效，用以治疗风邪感冒咳嗽、乳糜尿及尿路感染等症，认为是入肺、膀胱及胆经。飞廉瘦果制成酊剂，有利胆作用，可治疗黄疸，对轻度胆绞痛有效。

309　苎麻根

苎麻根甘寒肝心　凉止安胎肿毒淋

咯吐衄崩热血分　紫癜丹毒胎漏频

221

苎麻根，味甘、性寒，归肝、心经。具有凉血止血、安胎、解毒消痈、利尿等功效。用于咯、吐、衄、崩漏、紫癜等属于血分有热的出血症，可单味煎服或随证配伍有关药物；用于热毒痈肿，可用鲜根捣烂外敷；用于丹毒，可以煎洗患处；用于淋病。

# 310　白茅根

**白茅甘寒肺胃热　偏凉止血利尿涩**
**咳吐衄尿渴黄疸　急慢肾炎痢杆撤**

白茅根，味甘、性寒，归肺、肾、胃经。具有偏入血分、凉血止血、清热、利尿等功效。用于血热妄行的咳、吐、衄、尿血症，可单独应用，或配伍小蓟、藕节等同用；用于热证尿少、浮肿，热淋涩痛；亦用于热病烦渴，胃热呕吐，肺热咳嗽；以及黄疸、急慢性肾炎、痢疾、杆菌病等。

　　**附：白茅花**
　　白茅花，又叫茅针花，为白茅的花穗。味甘，性微凉。能止血，用于咯血、鼻衄。

# 311　白芨

白芨苦甘黏而涩　收敛肺胃血吐咳
消肿生肌溃败托　外敷瘘管抗菌核

　　白芨，味苦、甘、涩、黏，性微寒，归肺、胃经。具有收敛止血、消肿生肌等功效。用于肺胃出血，可单味用研末，糯米汤调服，或配参三七粉服止血效果尤佳。也可以随证配伍其他有关药物，如咳嗽咯血，配枇杷叶、阿胶珠、藕节、生地汁；胃痛泛酸吐血者，配乌贼骨制散剂服等。用于外伤出血，可研末撒布创口。用于疮疡、手足皲裂、肛裂等，不论未溃已溃均适用，内服外用均可。现代中医药研究报道：白芨对金黄色葡萄球菌、枯草杆菌以及人型结核杆菌、奥杜盎小孢子菌、枯草杆菌、白色念珠菌及发癣菌有抑制作用。

# 312　紫珠

紫珠归肝凉止血　苦寒烫伤痈毒解
增板促凝缩血管　金链痢杆抑制也

　　紫珠，味苦、性寒，归肝经。具有凉血止血、清热解毒等功效。用于广发的各种内外伤出血证；烫伤、痈肿疮毒。现代中医药研究报道：紫珠草可使血小板增加、出血时间、血块收缩时间、凝血酶原时间缩短。对蛙肠系膜表现血管收缩，从而起止血作用。对大肠杆菌、弗氏痢疾杆菌、金黄色葡萄球菌、链球菌等有抑制作用。

## 313　茜草

茜草茹藘血见愁　　热破血妄炒炭尤
活血通络血枯闭　　苦寒归肝抑菌球

茜草，别名茹藘、血茜草、血见愁。味苦、性寒，归肝经。具有凉血止血、活血通经等功效。用于咯、吐、衄、便、崩血，血热妄行者，炒炭用尤佳。可与其他凉血止血药同用；瘀血及血枯经闭，可与活血药同用；跌打损伤及风湿痹痛，可单味酒水调服或配伍有关活血通络药同用。茜草根水提取液对金黄色葡萄球菌、卡他球菌有一定的抑制作用，对肺炎链球菌、流感杆菌和部分皮肤真菌也有抑制作用。茜草素对金黄色葡萄球菌也有抑制作用。

## 314　侧柏叶

柏叶微寒涩又苦　　血热妄行脱发秃
泄肺清肝益脾土　　咳喘菌毒烫伤敷

侧柏叶，味苦、涩，性微寒，归肝、肺、脾经。具有凉血止血、清热、消炎、止咳、止痛、收敛、生发、乌发等功效。用于血热妄行引起的各种出血证，可单用或配伍有关药物同用；用于肺热咳嗽、用于烫伤轻度小面积者，以炭研细末，菜油调膏涂敷。《本草求真》："侧柏叶，《别录》称为补益，似属未是，但涂汤火伤损、生肌杀虫，炙罨冻疮最佳。"《名医别录》："主吐血、衄血、痢血、崩中赤白。轻身益气，令人耐寒暑，去湿痹，生肌。"《医林纂要》："泄肺逆，泻心火，平肝热，清血分之热。"现代中医药研究报道：止咳、平喘、止血、使血压轻度下降。对金黄色葡萄球菌、卡他球菌、痢疾杆菌、伤寒杆菌、白喉杆菌、乙型链球菌、炭疽杆菌等均有抑制作用，本品水浸剂1：100或其醇浸剂1：180000时，对结核杆菌有抑制作用，且和异烟肼有协同作用，但另有报告却认为无效。侧柏叶煎剂(1：40)对流感病毒京科68-1疱疹病毒均有抑制作用。

# 315　蒲黄

**蒲黄止血亦归肝　促凝抗凝解小板**
**化瘀缩宫痛经产　甘平利尿抑菌染**

蒲黄，味甘、性平，归肝经（止血药大多归肝经）。具有化瘀止血、利尿等功效。用于吐、衄、便、崩等出血证；血淋；瘀血阻滞的脘腹疼痛、痛经、产后腹痛等。现代中医药研究报道：具有抗血小板黏附和凝聚作用，也还有促凝作用。其促凝血机制是由于激活了接触因子（$XII$）；抗凝机制是蒲黄多糖抑制了纤维蛋白酶释放纤维蛋白肽的速率和纤维蛋白的聚集。对在体子宫均有兴奋作用。小剂量使规则子宫收缩稍有增强，大剂

225

量时子宫兴奋作用明显增强，呈不规则和痉挛性收缩。蒲黄还有具有抗菌、抗过敏、解痉等作用。

## 316 灶心土

灶心土辛微温中　收涩止血吐泻停
面黄肢冷血不红　失血舌淡脉细明

灶心土，味辛、性微温，归中焦脾、胃经。具有温中、收涩、止血、止吐、止泻等功效。用于脾气虚寒，不能统血所致的大便出血、吐血、崩漏等见血色黯淡不鲜，面色萎黄，四肢不温，舌淡，脉细者，常配伍白术、附子等同用，以温中健脾，养血止血；脾胃虚寒，气逆呕吐，或妊娠恶阻；脾气虚寒久泻不止等。

## 317 艾叶

艾叶温经止血痛　辛苦肝肾散虚寒
妊娠下血胎可安　拟肾抗敏菌咳痰

艾叶，味辛、苦，性温，归肝、肾经。具有温经止血，安胎，散寒止痛等功效。用于月经过多、崩漏、妊娠下血等属于虚寒者；下焦虚寒，腹中冷痛、痛经；皮肤湿疹瘙痒（煎汤外洗）。现代中医药研究报道：艾叶有抑制血小板聚集的作用（炒炭与醋炒焦的效果较差）；炒焦、醋炒炭与生艾叶对血小板聚集率有很强的抑制作用，艾叶几种不同溶剂提取物中，乙醇提取物对血小板聚集的抑制作用最为突出，其他两种溶剂（乙酸乙酯、氯仿）提取物也有抑制作用，但不及醇提物效果好。止血作用：（艾叶水浸液给兔灌胃有促进血液凝固作用，艾叶制炭后止血作用增强。张学兰研究，以烘品止血作用最为明显，成品外表焦褐色为佳）。对胃肠道及子宫的作用：（野艾煎剂可兴奋家兔离体子宫，产生强直性收缩。粗制浸膏对豚鼠离体子宫亦有明显兴奋作用。小野艾水浸液对离体兔肠在大量时有抑制作用）。对心血管系统作用：（小野艾水浸液对离体蛙心在大量时有抑制作用。从克里米亚的艾蒿分离出来的一种倍半萜烯内酯，对离体蛙心、猫心和在位猫心均能增强其收缩力，对猫心并能减慢心率，使冠脉血流量增加，有拟肾上腺素的作用）。抗过敏作用：（艾叶油 0.5ml/kg 灌胃，对卵白蛋白引起的豚鼠过敏性休克有对抗作用，可降低死亡率）。抗菌作用：【对炭疽杆菌、α-溶血链球菌、B-溶血链球菌、白喉杆菌、假白喉杆菌、肺炎双球菌、金黄色葡萄球菌、柠檬色葡萄球菌、白色葡萄球菌、枯草杆菌等 10 种革兰氏阳性嗜气菌（嗜氧菌）皆有抗菌作用。对于多种致病真菌也有抑菌作用。】此外还有平喘作用。

# 318 三七

三七时珍金不换　　化瘀止血镇痛善
微苦甘温肝肾腺　　子宫肺卵心胃见
肠脾肌肉眼和脑　　依次浓度皆传遍
调免保肝抗瘤炎　　名冠参三明珠灿
止血不瘀需经肝　　增板凝血酶成短
抗栓是抗血板聚　　尿激酶活促溶纤
毛管透降抗力增　　冠微循环心率减
造血干胞脾重增　　强身健脑衰老缓

---

　　三七，李时珍称之为"金不换"，具有化瘀止血、止痛的功效，味微苦、甘，性温。现代中医药研究报道；动物实验给药后广泛分布于身体各组织器官中，0.5小时后，肝、肾药物浓度最高，其他依次为肾上腺、子宫、肺、卵巢、心、胃、肠、脾、肌肉、眼和脑。三七具有调节免疫、保肝、抗肿瘤、抗炎等作用。它又因与人参齐名，故又被称为"参三七"，是中医药材中一颗灿烂的明珠。它止血而不留瘀，是因为归肝经，能增加血小板，并使凝血酶形成时间缩短；它有抗栓的作用，是因为能抗血小板凝聚，并能激活尿激酶，促使溶纤。它还能降低毛细血管通透性，并能增强毛细血管的抵抗力，还有增加冠状动脉循环、减慢心率、增加造血干细胞、增加脾重量、强身健脑、抗衰老等作用。

# 319　槐花

槐花散苦止血凉　平肝降压单煎汤
角丸清热润大肠　芦丁毛管不脆伤

槐花，是止血方剂槐花散中的主药。味苦、性微寒（凉），归肝、大肠经。具有凉血止血、清热平肝、降压等功效。用于便血、痔血、崩漏、衄血等，尤常用于痔疮便血；对于肝火上炎的头痛、目赤、高血压等，可单味煎汤代茶或配伍夏枯草、菊花、黄芩等同用。槐角，为槐树的果实，性味、功效与槐花相似，是止血方剂槐角丸的主药，清热解毒、润肠通便，清热作用优于槐花，且有润肠作用，故痔疮出血而兼便秘者多用之。现代中医药研究报道：槐花含芸香甙，又名芦丁。能增强毛细血管抵抗力，改善毛细血管壁脆性，对高血压患者有防止脑血管破裂的功效。

# 320　卷柏

卷柏淡涩九死生　炭止诸血生破癥
厥少眩痿脱炎症　抗衰美颜强阴精

卷柏，味淡、性平，具有很强的生命力，随风飘落，就地生根，常生长在岩石缝隙中，故称为：九死还魂草。其炭可止各种出血，生用可破症瘕、经闭不通；亦可用于跌打损伤的出血、瘀血。归足厥阴、少阴经（本草疏经），用于肝风眩晕、心虚肾亏的痿弱不用、脱肛、妇科及风湿炎症等。现代中医药研究报道：卷柏含有黄酮、糖苷、木脂素、有机酸等，有抗衰老、美容、抗癌、消炎、强阴益精、轻身健体等作用。

# 321　藕节

藕节睡莲根茎间　甘涩平肺胃肾肝
生用化瘀止血炭　咳吐衄便崩血安

　　藕节，是睡莲科植物莲的根茎之间的节。味甘、涩，性平，归肺、胃、肾、肝经。具有收涩止血的功效。止血用炭，生用有化瘀作用。用于咳、吐、衄、便、崩等出血症。

# 322　地榆

地榆微寒味苦酸　凉血止血胃肠肝
解毒敛疮烫湿疡　诸杆金双脑膜炎

　　地榆，性微寒，味苦、酸，归肝、胃、大肠经。具有凉血止血、解毒敛疮等功效。用于各种出血，随证配伍有关药物；用于水火烫伤、湿疹、皮肤疮疡及痈肿等，研末麻油调敷或煎液湿敷或研粉撒布。对各种杆菌、金黄色葡萄球菌、脑膜炎双球菌等有抑制作用。

## 323　仙鹤草

**鹤草苦涩肺肝脾　K诸出血劳脱力**
**降糖促凝调心率　球杆滴虫癌胞抑**

仙鹤草，味苦、涩，性平，归肺、肝、脾经。并含有维生素K，具有收涩止血的功效，粉、片、针剂用于咯、吐、衄、尿、崩漏、外伤、手术等诸出血证。亦用于血虚患者或脱力劳伤、精力委顿、疲惫不堪等。有降血糖、促凝血、调心率、抑制球菌、抑制杆菌、抑制滴虫、抑制癌细胞等作用。

## 324　棕榈炭

**棕榈苦平肝肺肠　涩收诸血敛溃疡**
**白带崩漏久泻痢　肠风外伤血归藏**

棕榈炭，味苦、性平，归肝、肺、大肠经。具有收涩止血、敛疮等功效，用于咯、吐、便、崩、溃疡、白带、泻痢，以及肠风下血、外伤出血等。

# 325 血余炭

**血余炭归肾胃肝　苦平收血利小便**
**金球痢杆菌伤寒　蛇丹面痣牙血验**

---

　　血余炭，味苦、性平，归肾、胃、肝经。具有止血等功效。用于吐、咯、崩、尿血症。还能利小便、抑制金黄色葡萄球菌、痢疾杆菌、伤寒杆菌等作用。还有用于蛇丹、面痣、牙龈出血等有效。

# 326 鸡冠花

**鸡冠花序性甘凉　止血湿热肝大肠**
**崩漏带下痢痔疮　隐疹青盲杀滴强**

---

　　鸡冠花是苋科植物鸡冠花的花序。味甘、性凉，归肝、大肠经。具有止血、清湿热等功效。用于便血、痔血、崩漏、痢疾、白带、痔疮等。还有用于隐疹、青盲、滴虫病等。

## 327 花蕊石

**花蕊蛇纹大理岩　化瘀止血平涩酸**
**死胎胞滞血晕产　脏崩创伤经归肝**

花蕊石是含蛇纹石大理岩的石块。味酸、涩,性平,归肝经。具有化瘀止血等功效,用于吐、衄、便、崩等各种内脏出血兼有瘀滞者。外用可治创伤出血。还有用于胎死胞中、产后胞衣滞留不下、血晕等。

## 328 铁苋菜

**铁苋菜海蚌含珠　大戟科属人苋出**
**止血外伤凉涩苦　泄泻痢疾清热毒**

铁苋菜,又名海蚌含珠,是大戟科植物人苋的全草。味微苦、涩,性凉,清热解毒、凉血止血归心经,利湿消积归大肠经。用于吐、衄、便及外伤出血;用于泄泻、痢疾等症。

## 329　牛角腮

牛角腮角内坚骨　厥阴少阴血分入
崩漏带下赤白痢　钙盐水肿筋力补

---

牛角腮是（黄牛或水牛）牛角内的坚骨（骨质角髓）。味苦、性温，归厥阴、少阴经，入血分。具有止血等效。主要用于崩漏、便血等症。还用于带下、赤白痢疾。还含钙盐。还可治疗水肿。还具有强筋壮力的作用。

## 330　羊蹄

羊蹄即是土大黄　苦酸寒止出血良
肝脾胃肠和膀胱　败毒抗癌顽癣疮

---

羊蹄就是土大黄。味苦、酸，性寒，归肝、脾、胃、大肠、膀胱经。具有止血、解毒杀虫、通便等功效。用于吐血、便血、崩漏、顽癣、疥疮、便秘等。还有抗癌作用。

# 十二、平肝熄风药

## 归类歌

平肝熄风羊角羚　珍珠蛎齿瑂决明
赭罗刺天稽钩藤　全蝎蜈蚣蚕地龙

【羚羊角（附山羊角）　珍珠（附珍珠母）　牡蛎　紫贝齿
玳瑁　石决明　决明子　代赭石　罗布麻　刺蒺藜　天麻　稽豆衣
钩藤　全蝎　蜈蚣　白僵蚕　地龙】

## 331　羚羊角

**羚角咸寒平肝风　清肝明目赤肿疼**
**抑制中枢热痛惊　大剂阻滞心跳停**

羚羊角，味咸，性寒、平，归肝、心经。具有平肝熄风、清肝明目等功效，抑制中枢神经系统，能解热、镇痛、定惊。大剂量能阻止心跳，甚或是心跳停止。用于热病热盛生风的高热神昏，四肢抽搐，以及中风、癫痫、子痫等病见阳亢风动者；用于肝阳上亢的头痛、头晕、目眩、高血压等；用于肝火上炎的目赤肿痛或生翳障者。对中枢神经系统有抑制作用，能解热、镇痛、定惊。大剂量应用可阻滞或使心跳停止。

### 附：山羊角

山羊角，为牛科动物青羊的角。性味、功效、适应证同羚羊角，但药力较弱。镑片入汤剂。

## 332　珍珠

**珍珠甘咸寒镇心　安神息肝定惊魂**
**明目消翳解毒用　敛疮生肌口牙龈**

珍珠（贝壳动物合浦珍珠贝或蚌科动物多种蚌受刺激体内形成的珍珠），味甘、咸，性寒，归心、肝经。具有镇心安神、熄风定惊、明目消翳、解毒敛疮等功效。用于心悸、怔忡；小儿惊风、癫痫；目赤翳障（配伍朱砂、硼砂等制散剂点眼）；疮疡久不收敛、咽喉肿痛溃烂及口舌生疮（配牛黄）等。

**附：珍珠母**

珍珠母，性味、归经、功效基本同珍珠。还能制酸，用于胃酸过多的胃脘疼痛。

# 333　牡蛎

牡蛎微寒潜阳平　　重镇安神心悸宁
敛汗带崩涩肾精　　咸软老痰脘酸疼

牡蛎，味咸、涩，性微寒，归肝、心、肾经。具有平肝潜阳、重镇安神、收敛固涩、软坚散结、制酸等功效。用于肝阳上亢的头痛、眩晕（配菊花、钩藤等）；热病后期阴虚风动的手指蠕动（配鳖甲、龟板等）；心神不宁、心悸失眠多梦（常配龙骨、酸枣仁、柏子仁等）；自汗、盗汗、遗精、带下、崩漏（常配龙骨）；瘰疬（常配夏枯草、玄参、贝母等）；胃酸过多、胃脘疼痛（常配珍珠母）。

# 334　紫贝齿

紫贝齿寒贝子咸　　肝热目赤头痛眩
镇静安儿热搐斑　　水肿目翳烦失眠

紫贝齿，别名：贝子。味咸、性寒，归肝经。具有清肝明目、镇静安神等功效。用于目赤肿痛、头痛、眩晕；小儿高热抽搐、斑疹；心烦、失眠；目翳、水肿等。《本草纲目》：治小儿斑疹目翳。明·龚廷贤《药性歌括四百味》中云："贝子味咸，解肌散结，利水消肿，目翳清洁。"

## 335  玳瑁

**玳瑁背甲海龟科　倒置沸醋泼甲落**
**甘咸寒解毒温热　平肝镇心急惊客**

玳瑁是海龟科动物玳瑁的背甲。捕获后，将其倒置用沸醋浇泼，其甲即逐片剥落。味甘、咸，性寒，归肝、心经。具有清热、解毒、平肝、镇静等功效。用于温热病（高热痉厥、神昏谵语）；中风阳亢风动；痈肿疔毒，热毒深重者；急惊客忤等。

## 336  石决明

**石决明是鲍贝壳　性咸微寒潜阳要**
**肝火上炎目不明　头痛眩晕劳热效**

石决明是鲍科动物杂色鲍、盘大鲍或羊鲍的贝壳。味咸、性微寒，归肝经。具有平肝潜阳、清肝明目等功效。用于肝阳上亢的头痛、头晕、目眩等，以及肝阳亢盛有热象者（配清热平肝药如夏枯草、钩藤、菊花等）或肝肾阴虚的肝阳上亢者（配伍养阴平肝药如地黄、白芍、牡蛎等）；用于青盲内障、视力模糊；肝火上炎的目赤肿痛（配决明子、菊花）；风热目疾，翳膜遮眼（配密蒙花、蝉衣、谷精草）；肝虚血少，日久目昏（配熟地、山萸肉、菟丝子等）。也用于骨蒸劳热。

## 337　决明子（草决明）

**决明子甘微寒苦　清肝明目赤泪出**
**滑泻润肠通便服　醇取血压真菌除**

决明子，味甘、苦，性微寒，归肝、大肠经。具有清肝明目、润肠通便等功效。用于肝阳上亢的头痛、眩晕；肝火上炎的目赤肿痛；内热肠燥便秘及习惯性便秘（可单味泡茶，或煎服、研末服）。醇提取物有降压、抑制真菌等作用。

## 338　代赭石

**赭石潜阳性寒苦　重降胃逆嗳呕吐**
**镇心安神凉止血　红细胞升经崩固**

代赭石，味苦、性寒，归肝、胃、心经。具有平肝潜阳、重镇降逆、镇心安神、凉血止血等功效。用于肝阳上亢的头痛眩晕（常配磁石、牛膝、白芍等）；胃气上逆的呕吐，呃逆，嗳气（常配旋复花、半夏、生姜，中虚者再加党参）；肺气上逆的咳喘（虚者配党参、山萸肉、胡桃肉；实者配苏子、白前等）；

239

心悸、失眠（常配龙骨、磁石等）；气虚上逆，血热妄行的吐血、衄血（常配丹皮、山栀、郁金等），以及血热夹瘀的月经过多、崩漏（可单味或配伍生地汁调服。崩漏日久头晕眼花者可配禹余粮、赤石脂、五灵脂以固涩止崩、祛瘀生新）。有升红细胞作用。

## 339 罗布麻

**罗布麻甘苦微寒　清热平肝降压贤**
**加拿大麻毒毛旋　强心利肾气管炎**

罗布麻，味甘、苦，性微寒，归肝、心、肾经。具有平肝、清热、降压、利尿、强心、止咳平喘等功效。用于肝阳上亢或肝热型的高血压（可配伍夏枯草、钩藤等）；心脏病心力衰竭；肾炎水肿；肝炎腹胀；慢性支气管炎等。含加拿大麻苷、毒毛旋花子苷等，能强心利尿。

## 340 刺蒺藜

**蒺藜辛苦平明目　风热翳膜泪多出**
**利尿降压风瘙痒　胸乳胀痛肝郁疏**

刺蒺藜，味辛、苦，性平。具有平肝明目、疏肝解郁的功效。用于头痛、眩晕；风热木赤多泪；肝气不舒的胸胁胀痛。还有祛风止痒作用，可用于皮肤瘙痒。《别录》："治身体风痒，头痛。"《本草图经》："古方皆用有刺者，治风明目最良。"
《植物名实图考》："蒺藜，近时《临证指南》一书，用以开郁，
凡胁上、乳间横闷滞气，胀痛难忍者，炒香入气药，服之极效。"
现代中医院研究报道：白蒺藜浸出液有降低麻醉动物血压作用。

## 341　天麻

**天麻甘平息痉风　阳亢风动破伤风**
**湿痹痛淋通络风　小儿惊悸癫痫风**

天麻，味甘、性平，归肝经。具有平肝息风、祛风通络等
功效。用于头痛、头晕、目眩（属肝阳上亢的常配钩藤、石决
明等；属风热上扰者配半夏、白术、茯苓等；属血虚者（配当
归、白芍等）；肝风内动的痉厥抽搐者（配羚羊角、钩藤、全
蝎等）；小儿慢惊风（配人参、白术、僵蚕等）；破伤风（配
天南星、防风、白附子、全蝎、僵蚕等）；风湿痹痛，肢体麻木，
手足不遂（配秦艽、羌活、牛膝、桑寄生等）。还用于淋病疼痛、
惊悸、癫痫等。

## 342　稽豆衣

**稽豆衣即黑豆皮　甘平肝益肾阴虚**
**眩晕头痛目生翳　虚热盗汗烦躁驱**

稽豆衣，就是黑豆皮。味甘、性平，归肝、肾经。具有平肝益肾、退虚热、止盗汗等功效。用于肝肾不足，血虚肝旺引起的眩晕、头痛；阴虚火旺的虚热夜甚、烦躁少寐、盗汗等。

## 343 钩藤

钩藤茜科嫩双钩　肝阳上亢热胀头
熄风止痉热杂病　扩管降压不煎稠

钩藤是茜草科常绿木质藤本植物钩藤。及同属多种植物的带钩茎枝。别名：嫩双沟、嫩钩钩。味甘、性微寒，归肝经。具有清热平肝、息风止痉等功效。用于肝经有热，头胀头痛，或肝阳上亢，头晕目眩等；热病热极生风或杂病肝风内动。能扩血管、降血压。本品煎煮超过 20 分钟以上，降压效果降低，故不宜久煎，入汤剂应后下。

## 344 全蝎
## 345 蜈蚣

全蝎蜈蚣辛毒虫　惊中破伤痉息风
通络止头风湿痛　解疮毒瘤散结功
蝎奋血管抑呼中　惊瘫杀猪囊蚴灵
蚣有组胺溶血性　痉挛真结杆菌清

全蝎、蜈蚣都是味辛性温有毒的虫体，都治疗急慢惊风、中风的口眼㖞斜、破伤风等，能息风定惊、通络止痛（偏头痛、风湿痛）、解毒散结（痈肿、瘰疬、肿瘤）等。现代中医药研究报道：全蝎有兴奋心脏血管、抑制呼吸中枢、抗惊厥、杀灭猪囊虫蚴等作用。蜈蚣抗惊厥作用较（全蝎）强；水浸剂对真菌、结核杆菌有抑制作用；含有组织胺具有溶血性。

## 346　白僵蚕

白僵家蚕天虫咸　辛平肝风止痉挛
疏肺风热瘟痒痛　皮质素旺散结痰

白僵蚕为蚕蛾科昆虫家蚕的幼虫在未吐丝前因感染（或人工接种）白僵蚕菌而发病致死的虫体。别名：天虫。味咸、辛，性平，归肝、肺经。具有息风止痉、疏散风热、化痰散结等功效。用于痰热壅盛的惊痫抽搐；脾虚久泻的慢惊抽搐；风疹瘙痒；风热头痛；风热咽喉肿痛；瘰疬、痰核。所含的蛋白质，有刺激肾上腺皮质的作用，故能旺盛肾上腺皮质激素的分泌。

## 347　地龙

地龙咸寒息热风　偏瘫风湿络脉通
疟腮臁疮肺喘平　利尿降压兴子宫

地龙，味咸、性寒，归肝、肺经。具有清热熄风、通络、平喘、利尿等功效。用于温热病高热烦躁、惊厥、抽搐；肝阳上亢的头痛眩晕、肢麻颤抖；风湿痹痛、关节红肿热痛、肢体屈伸不利；寒湿痹痛、肢体屈伸不利；中风半身不遂；哮喘偏于热性者；膀胱湿热的小便不利；还外用于痄腮、烫伤、下肢溃疡等。现代中医药研究报道：地龙有利尿、降压、兴奋子宫等作用。

# 十二、安神药

## 归类歌

安神朱磁酸枣仁　龙琥远合柏子仁

（朱砂　磁石　酸枣仁　龙骨　琥珀　远志　合欢皮　柏子仁）

## 348　朱砂

**朱砂味甘微寒毒　镇心安神解疮毒**
**杀菌灭虫可防腐　不可火煅过量服**

朱砂，味甘、性微寒，有毒，归心经。具有镇心安神、解毒等功效。用于心神不安诸证，如心火亢盛的惊悸不眠、烦躁、癫狂等；心血不足的心悸、失眠；外用疮疡肿毒、咽喉肿痛、口舌生疮等。还有杀虫防腐作用，用作丸剂的外衣。不可过量或持续服用，以防汞中毒。忌火煅，火煅后会析出水银，有剧毒。

## 349　磁石

**磁铁矿石性寒咸　镇心安神肝阳潜**
**肾纳喘平聪耳目　补血铁毒吞针言**

磁石为天然铁矿石（别名吸铁石）。味咸、性寒，归心、肝、肾经。具有镇心安神、平肝潜阳、纳气平喘、聪耳明目等功效。（用于心神不安的心悸、失眠、烦躁、癫狂等；肝阳上亢的头痛、眩晕、耳鸣等）。现代中医药研究报道：磁石主要含四氧化三铁，经煅后含三氧化二铁及醋酸铁，有补血作用。因为能吸铁，所以能杀、解铁毒。

# 350　酸枣仁

酸枣仁甘平益肝　养心安神烦不眠
胆虚不安阴虚汗　抗惊降温降压延

　　酸枣仁，味甘、性平，归心、肝、胆经。具有养心安神、益阴敛汗、益肝气（《别录》）等功效。也用于阴血不足的心神不安见虚烦不眠、心悸怔忡等；阴虚盗汗等。也用于治胆虚不安（《圣惠方》王好古）。现代中医药研究报道：酸枣仁煎剂有抗惊厥、降温、持续降压等作用。

# 351　龙骨

龙骨甘涩平镇心　安神平肝潜阳晕
固肾涩遗敛湿淫　钙盐降透促凝均

　　龙骨，味甘、涩，性平，归心、肝、肾经。具有镇心安神、平肝潜阳、收敛固涩等功效。用于心神不安、失眠多梦、心悸怔忡，以及癫痫、癫狂等；肝阳上亢的头痛眩晕、耳鸣；遗精、遗尿；自汗、盗汗；亡阳虚脱的多汗、肢冷、脉微；崩漏、带下；湿疮瘙痒及疮疡溃后久不收口。现代中医药研究报道：龙骨含碳酸钙、磷酸钙等钙盐，有镇静作用；促进血液凝固；降低血管壁的通透性；抑制骨骼肌的兴奋。

## 352　琥珀

琥珀松脂化石状　　甘平心肝利膀胱
惊风癫痫心神镇　　通淋散瘀合金疮

---

　　琥珀，为古代松科属植物的树脂埋藏地下经久凝结而成的化石状碳氢化合物。味甘、性平，归心、肝、膀胱经。具有镇心安神、利尿通淋、活血散瘀等功效。用于惊风、癫痫、惊悸失眠等；小便不利、淋漓涩痛（本品兼能止血，故尤以血淋多用）；闭经癥瘕、产后瘀阻等。还有止血生肌，促进金疮愈合作用（《本草拾遗》）。

## 353　远志

远志性温苦辛肺　　宁心安神化痰昧
咯痰不爽痈肿类　　宁静益智溶血畏

---

　　远志，味苦、辛，性温，归肺、心经。具有宁心安神（神安则能昧）、化痰等功效。用于心神不宁、惊悸失眠等，尤以夹痰者多用；痰迷心窍见神志失常或昏迷；咳嗽咯痰不爽。还能消散痈肿，用于痈疽肿毒，内服或外敷皆可。远志含远志苷，有祛痰、镇静、催眠作用。有溶血、刺激胃黏膜而反射性地引起轻度恶心的不良反应。

## 354　合欢皮

**合欢甘平心肝经　解郁安神忧郁情**
**活血消痈咳吐脓　筋骨伤痛早孕停**

合欢皮，味甘、性平，归心、肝经。解郁安神，用于忧郁失眠、活血消肿、肺痈、咳吐脓血。还用于筋骨伤痛（跌打损伤、骨折肿痛）（《日华子本草》）。现代中医药研究报道：合欢皮有抗早孕作用。

## 355　柏子仁

**柏子甘平养心良　心血不足不眠惶**
**血虚津枯大便秘　同仁脂肪润大肠**

柏子仁，味甘、性平，归心、大肠经。养心安神，用于心血不足的心悸、失眠（惶惶不安）；润肠通便，用于血虚肠燥便秘。同许多的仁药一样，如大麻仁、郁李仁、桃仁、杏仁等，都含脂肪，有润肠通便作用。

# 十四、开窍药

## 归类歌

**开窍麝香龙脑香　石白菖蒲苏合香**

【麝香　龙脑　石菖蒲（附白菖蒲）　苏合香】

**附：开窍药特点歌**

芳香开窍皆通心　回苏神志口噤昏

热闭面赤寒脉紧　凉开温开配伍分

开窍药有共同特点，皆归心经，具有开通心窍、回苏神志的作用。气味芳香，性善走窜，主要用于热陷心包或寒邪、痰浊阻蔽心窍所致的窍闭证——神志昏迷、口噤不语、两手紧握、脉实有力等属于实证，多见于热病、中风、癫痫等病。

窍闭证有热闭和寒闭之分。热闭者多因邪热内闭，见身热面赤，甚至痉挛抽搐，苔黄舌绛脉数，宜用开窍药配清热解毒或凉血镇痉药，谓之"凉开"。寒闭者多因寒邪或痰浊内闭，见身凉面青，或喉中痰鸣，苔白质淡脉迟或紧，宜用开窍药配祛寒行气药，谓之"温开"。

# 356 麝香

麝香开窍性辛温　活血散瘀绞痛心
痛伤痹积瘀妇人　催产升压抗炎菌

---

　　麝香，开窍回苏，味辛、性温，归心经，还有活血散瘀等功效。除用于高热神昏、中风、惊痫等窍闭证外，还用于心绞痛、痈疽肿毒、跌打损伤、痹症、癥瘕积聚、经闭难产等妇科病。现代中医药研究报道：麝香有催产、升压、抗炎、抗菌的作用。

# 357 龙脑（冰片）

龙脑冰片辛苦寒　开窍回苏热风痫
清热止痛目口咽　内外伤科防腐全

---

　　龙脑是龙脑科乔木龙脑香的树脂或树干的加工品（龙脑冰片），或以松香、樟脑等为原料的化学合成品（机制冰片），目前全国各地大多用之。或以菊科植物艾纳香的叶升华物加工品（艾片）。味辛、苦，性寒，归心经，开窍回苏，还有清热止痛等功效，除用于热病、中风或惊痫等窍闭证外，还用于目疾、口疮、咽喉肿痛、疮疡等，是内、外、喉、眼等科外用方中的常用药。现代中医药研究报道：龙脑有温和的防腐作用。

## 358　石菖蒲

菖蒲辛温化湿痰　开窍和中心脾安
昏糊痴呆噤口痒　白菖水臭肠炎兼

石菖蒲，味辛、性温，归心、脾经，具有化痰开窍、化湿和中等功效。用于痰湿蒙蔽心窍之中风、癫痫，见神识不清、痴呆、舌苔厚腻者；痰湿壅阻，清阳不升之健忘、耳鸣、耳聋等；湿阻中焦，胸腹胀闷，纳呆苔腻；噤口痢见呕吐不食者；湿疮瘙痒等。

**附：白菖蒲**

白菖蒲，又名水菖蒲、臭菖蒲，性味功效与石菖蒲相似，但民间亦常用于痢疾、肠炎等。

## 359　苏合香

苏合香温味辛甘　辟秽开窍祛痰寒
心脾诸窍不正气　冠心绞痛做滴丸

苏合香，味辛、甘，性温，归心、脾经，具有开窍辟秽、祛痰、散寒等功效，用于中风痰厥、卒然昏倒的寒闭证，以及心腹猝痛者。《本草备要》："走窜，通窍开郁，辟一切不正之气。"；《本草逢原》："能通诸窍脏，辟一切不正之气。凡痰积气厥，必先以此开导，……"。现有用其为主药，配伍檀香、乳香、青木香、冰片等为冠心苏合丸，治疗冠心病心绞痛，对缓解疼痛有令人满意的疗效。用其同冰片制成滴丸名苏冰滴丸，亦有同样效果。

# 十五、补虚药

## （一）补气药

　　补气药有人参草　黄芪灵芝蜜糖枣
　　太子扁豆有良效　党参白术加山药

　　（人参　甘草　黄芪　灵芝　蜂蜜　饴糖　大枣　太子参　扁豆　党参　明党参　白术　山药）

# 360　人参

**人参甘温大补元　补益肺脾心缩全**
**生津造血促性腺　抗尿抗敏适应原**

　　人参，味甘、性温，归肺、脾、心经，具有大补元气、补益肺脾、生津等功效。用于汗、吐、下过度，大失血及一切疾病因元气虚衰而出现的虚脱证；中气虚弱的倦怠乏力、食欲不振、脘痞呕吐、大便溏薄；肺气虚的喘促短气、语言无力；消渴症；热病津气两伤的身热口渴、多汗脉虚；血虚诸证以及气血不足的心悸、失眠等。现代中医药研究报道：人参能提高动物心脏收缩力和频率，使心脏收缩完全；能刺激造血器官造血；能促进性腺及肾上腺功能；还具有抗利尿、抗过敏及适应原等作用。

# 361　甘草

**甘草甘平补心脾　润肺止咳缓痛急**
**泻喉火解痈食毒　脏躁调药似腺皮**

　　甘草，味甘、性平，归心、脾、肺经。具有补益心脾、润肺止咳、缓急止痛、泻火解毒等功效，用于（脾胃虚弱、心气虚弱、肺燥咳嗽）咽喉肿痛、痈毒、食毒以及脏躁（癔病）等症，还有调和（诸药）药性作用。现代中医药研究报道：甘草有类似肾上腺皮质激素的作用。

# 362　黄芪

**黄芪甘温肺脾气　升阳固表止汗虚**
**生肌利水护糖原　皮循环善压降低**

黄芪，味甘、性微温，归肺、脾经。具有补气升阳、固表止汗、托疮生肌、利水消肿等功效。用于中虚、面黄、少食、便溏；中气下陷、久泻久利、脱肛；阳气虚弱；表虚自汗及虚人易感风邪；脾虚水肿及风水在表；痈疽由于气血不足而致内陷不起，脓成不溃，或溃后脓出清稀、久不收口等；气虚血滞所致的肢体麻木、半身不遂等。现代中医药研究报道：黄芪有保护肝脏、防止肝糖原减少；扩张血管，改善皮肤血液循环；增强网状内皮系统的吞噬功能；降低血压的作用。

# 363　灵芝

**灵芝微苦甘微温　益气养心安神寝**
**止咳平喘虚肺肾　升提白胞抗过敏**

灵芝，味微苦、干，性微温，归心、肺、肾经。具有益气、养心安神、止咳平喘等功效。用于心气虚或气血不足的失眠多梦、心悸怔忡、健忘等（可广泛用于一切虚劳体弱之证）；肺虚久咳及肺肾两虚之久咳久喘，既能止咳化痰又能补气敛肺，纳气平喘。现代中医药研究报道：灵芝除传统的强心肺肾功能外，还有提升白细胞，增强机体抗病能力（抗病能力并不一定是增强免疫），并有抗过敏作用。

## 364　蜂蜜

蜂蜜甘平补缓中　　肺燥干咳用如琼
调药解毒疮溃肿　　蜜煎导法千古名

蜂蜜，味甘、性平，归脾（缓中）、肺、大肠经。具有补中缓急、润肺止咳、润肠通便等功效。用于中气虚弱症及中虚脘腹疼痛；肺燥干咳及虚劳久咳，咽干咽痛等，可单用或配生地、人参、茯苓用，（如琼玉膏）。应用止咳药每以蜂蜜拌炒（蜜炙）以加强润肺止咳作用。此外，蜂蜜还有调和诸药、清热解毒作用，可外敷疮肿、溃疡、烧伤，内服解乌头、附子毒。治疗津液内竭便秘的"蜜煎导法"，是自古代流传至今的名法名方。

**附：蜜煎导法**

《伤寒论》："阳明病，自汗出，若发汗，小便自利者，此为津液内竭，虽硬不可攻之，当须自欲大便，宜蜜煎导而通之。若土瓜根及大猪胆汁皆可为导。"

《伤寒论》："蜜七合一味，内（纳）铜器中微火煎之，稍凝似饴状，搅之勿焦著，欲可丸，并手捻作挺，令头锐，大如指，长二寸许，当热时急作，冷则硬，以内谷道中，以手急抱，欲大便时乃去之。"

# 365 饴糖

**饴糖米粮发酵糖　甘温补中缓急良**
**润肺止咳嗽无痰　烊化熬膏入丸尝**

---

　　饴糖，为米、大麦、小麦、粟、玉蜀黍等粮食经发酵糖化制成的糖类食品。味甘、性微温，归脾、胃、肺经。具有补中缓急、润肺止咳等功效。用于中虚里急脘腹疼痛；肺虚干咳无痰等。用法是烊化冲服、熬膏或入丸剂服。

# 366 大枣

**大枣温脾调百药　益中养血安胎躁**
**降压脂醇防骨松　抑免护肝强肌效**

---

　　大枣，味甘、性温，归脾经。调和百药（《本经》）。具有补脾益胃、和缓药性、安胎等功效。用于脾胃虚弱证；药性较强的方剂中减少药物的不良反应；胎动不安；民间常作为补血药治疗血虚症。现代中医药研究报道：大枣有降血压、降血脂、降胆固醇、预防骨质疏松、抑制免疫（临床用治过敏性紫癜）、护肝、强壮肌肉等功效。

**附：甘草、大枣、饴糖使用歌**

甘草大枣饴糖蜜　大甘和药二缓急
中满助湿可为弊　瞻前顾后或为宜

---

甘草、蜂蜜、饴糖、大枣同为大甘之品。凡大甘之药均有甘缓之功，一为用以缓和药性，如十枣汤用大枣、调胃承气汤用甘草，调和诸药顾护脾胃，且有矫味作用，以便于服用，故复方中常配入应用。二是缓急止痛，常用于中虚挛急性腹痛。此为大甘药功用之共性。但大甘之品又有满中助湿之弊，凡湿阻中满，湿热内蕴及痰湿内盛者忌用。

# 367　太子参

太子参名孩儿参　石竹异叶假繁根
性味功效同党参　补虚性润调气阴

---

太子参，又名孩儿参。为石竹科植物异叶假繁缕的块根，性味、功效与党参相似，但补气作用较弱，性较润，偏于补益气阴，生津止渴。

## 368　扁豆

扁豆甘苦微温胃　健脾化湿暑带腓
血凝ＢＡ抑酶类　蛋白脂肪金碳水

扁豆，味甘、苦，性微温，归脾、胃经。具有健脾化湿等功效，用于脾虚不能运化饮食的体倦乏力、食少便溏；夏季感受暑湿的呕吐泄泻；妇女脾虚白带等。现代中医药研究报道：扁豆含有血球凝集素Ａ、血球凝集素Ｂ；淀粉酶、胰蛋白酶抑制物；蛋白质、脂肪、钙铁锌镁等微量元素；碳水化合物等。

## 369　党参

党参脾肺甜微温　补中益气生血津
强体扩周而降压　并抑上腺升压因

党参，味甘，性微温，归脾、肺经。具有补中益气、润肺生津等功效，用于脾气虚弱的食欲不振、大便稀溏；肺气虚弱的咳嗽气急；又与补血药同用，可以补气生血，用于血虚体弱者。现代中医药研究报道：党参对神经系统有兴奋作用，能增强机体抵抗能力；能增加红细胞和血红蛋白；还能使周围血管扩张而降低血压，并能抑制肾上腺的升压作用。

## 370　明党参

**明党不能代党参　性寒味甘微苦润**
**肺燥痰咳胃少进　和中虚寒不能任**

明党参，不能代替党参使用，因为不是一个科属（党参是桔梗科；明党参是伞形科属），且味甘、微苦，性寒，归肺、胃经。具有润肺化痰、养胃和中等功效，用于肺燥咳嗽、病后虚弱（阴虚）、食少口干等。因为性寒，故脾胃虚寒者不宜用。

## 371　白术

**白术甘温苦助胃　益气健脾燥湿水**
**消痞降糖抗氧溃　止汗安胎力亦给**

白术，味甘、苦，性温，归脾、胃经。具有益气健脾、燥湿、利水、消痞（《本草汇言》）等功效（用于脾胃虚弱的食少、胸腹胀满、大便溏泻；脾虚水湿内停的面浮足肿或全身水肿、小便不利）。现代中医药研究报道：白术有降血糖、抗氧化、抗溃疡作用。此外尚有止汗（用于表虚自汗）、安胎（用于胎动不安）作用。

# 372 山药

山药甘平润补良　补脾胃弱儿营养
益肺久咳肾遗精　润皮脱敏降血糖

---

山药，味甘，性平、润（与白术比较），归脾、胃、肺、肾经。具有补脾胃、益肺肾等功效。用于脾胃虚弱的食少倦怠、便溏久泻、小儿营养不良，以及脾虚带下等；肺虚久咳，或肺肾两虚久咳气喘；肾虚遗精、骨蒸潮热、尿频等。《本草纲目》："益肾气，主健脾胃，止泄痢，化痰涎，润皮毛。"现代中医药研究报道：山药有脱敏、降血糖等作用。山药补脾胃肺肾又降糖，故亦用于消渴症。

# （二）补血药

## 归类歌

补血当归和白芍　熟地首乌矾圆胶

（当归　白芍　熟地　何首乌　皂矾　桂圆肉　阿胶）

# 373　当归

当归甘辛苦温性　　补血活血调痛经
VE　叶酸　B12　　生心护肝双调宫
润燥通便筋骨皮　　抗诸杆菌链球溶
血中气药血中圣　　一切劳血一切风

　　当归，味甘、辛、苦，性温，归肝、心经。具有补血、活血、调经、止痛、润肠通便等功效。用于血虚诸症，及气血两虚者；妇女月经不调、痛经、经闭等无论血虚、血瘀皆可；瘀血停滞诸证及瘀血引起的疼痛及跌打损伤、痈肿、痹痛等；久病、年老体弱及产妇血虚便秘等。《本草纲目》："治头痛、心腹诸痛，润肠胃筋骨皮肤，治痈疽排脓止痛，和血补血。"现代中医药研究报道：含有维生素E（故有安胎作用）、叶酸及维生素B12（抗恶性贫血），有益于心血管（能增加冠状动脉血流量，预防垂体后叶素引起的心肌缺血）并具有护肝作用。其挥发油能抑制子宫肌肉，使子宫弛缓，而水溶性非挥发性成分则能兴奋子宫肌肉，使收缩加强，故说当归有双向调节子宫作用。当归煎剂对痢疾杆菌、伤寒杆菌、副伤寒杆菌、大肠杆菌、溶血性链球菌、白喉杆菌有抗菌作用。《本草正》："当归，其味甘而重，故专能补血，其气轻而辛，故又能行血，补中有动，行中有补，诚血中之气药，亦血中之圣药也。"《日华子本草》："治一切风，一切血，补一切劳，破恶血，养新血及主症癖。"

# 374 白芍

**白芍苦酸寒肝脾　养血敛阴柔肝急**
**养阴平肝阳盛气　舒缓压降杆球敌**

　　白芍，味苦、酸，性寒，归肝、脾经。具有养血敛阴、柔肝缓急止痛、养阴平肝等功效。用于血虚诸证及妇女月经不调、崩漏等；营卫不和，表虚自汗；阴虚阳浮自汗、盗汗；肝气不舒，胁肋疼痛；脘腹痛及手足挛急疼痛；肝阴不足，肝阳亢盛的头痛眩晕、耳鸣眼花等。现代中医药研究报道：白芍有舒张肠管、扩张血管、缓解痉挛、安静镇痛等作用，治疗腹痛、腓肠肌疼痛及高血压等。白芍煎剂对痢疾杆菌、溶血性链球菌、肺炎双球菌、大肠杆菌、绿脓杆菌、金黄色葡萄球菌及伤寒杆菌等都有显著抗菌作用。

# 375 熟地

**熟地甘温补血阴　益精填髓造血肾**
**调 T34 抗栓肝　酒降压糖醇脂心**

　　熟地黄，味甘、性微温，归心、肝、肾经。具有补血、滋阴等功效。《本草纲目》："填骨髓，长肌肉，生精血，……（与肾相关）"。用于血虚诸证及妇女月经不调、崩漏等；肾阴不足的眩晕、耳鸣、腰酸、遗精以及消渴等。现代中医药研究报道：有调节 T3、T4，抗栓（与肝相关）的作用；酒蒸有降血压、降血糖、降血脂、强心、利尿（与心相关）等作用。

# 376　何首乌

**首乌甘苦涩微温　卵磷肝肾养血阴**
**解疮毒疟燥便痒　降糖醇强免脑身**

何首乌，味甘、苦、涩，性微温，归肝、肾经。具有养血滋阴、润燥通便、解疮毒等功效。用于血虚的头晕、目眩、心悸、失眠等；肝肾阴精亏损的腰膝酸软、遗精；血虚肠燥便秘；瘰疬、痈肿、皮肤瘙痒等。现代中医药研究报道：何首乌含蒽醌衍生物、大黄酚及大黄素为多，其次是大黄酸、大黄泻素甲醚。尚含有卵磷脂等。有降血糖、降血清胆固醇、增强免疫、健脑、强身等作用。

# 377　皂矾

**皂矾绿矾煅降矾　硫酸亚铁凉涩酸**
**补血钩虫黄胖病　杀虫止痒疥疹癣**

皂矾，也称绿矾，煅过者名绛矾。是硫酸盐类矿物水绿矾的矿石或化学合成品。含硫酸亚铁，放置空气中则生黄褐色的锈，入水易溶解。味酸、涩，性凉，归肝、脾经。具有补血、杀虫止痒等功效。用于缺铁性贫血，如钩虫引起的黄胖病；外用治慢性湿疹、疥癣。

## 378　桂圆肉（龙眼肉）

桂圆肉又龙眼名　　养血安神智聪明
甘温心脾血便崩　　糖碱酒酸腺嘌呤

桂圆肉，又名龙眼肉。味甘、性温，归心、脾经。具有养血安神、补益心脾等功效。用于心脾两虚、气血不足所致的心悸、失眠、健忘、便血、崩漏等，配伍补气养血安神药同用或单味应用，持续服用。《开宝本草》："归脾而能益智。"《滇南本草》："养血安神，长智敛汗，开胃益脾。"《得配本草》："益脾胃，葆心血，润五脏，治怔忡。"现代中医药研究报道：桂圆含糖类、酒石酸、腺嘌呤等，应有相当用处。

## 379　阿胶

阿胶加速血红生　　补又止血性甘平
滋阴润燥肺肝肾　　保E养肌血钙衡

阿胶，味甘，性平，归肝、肾经。具有补血止血、滋阴润燥等功效。用于血虚诸证；吐血、咯血、便血、崩漏；阴虚肺燥的干咳少痰、咽喉干燥；热病伤阴，肝风内动的手足抽搐；

阴虚火旺的虚烦失眠、脉细弦劲等。现代中医药研究报道：阿胶有加速血液中红细胞和血红蛋白生长的作用；改善体内钙的平衡，促进钙的吸收，有助于血清中钙的存留。阿胶能预防和治疗进行性肌营养障碍，其原理可能是防止食物中维生素 E 的氧化。阿胶还能对抗创伤性休克。

# （三）补阴药

## 归类歌

补阴天麦南北沙　百合甘露玉斛麻
女贞茱枸旱莲草　龟板鳖甲精椹佳

【天门冬　麦门冬　南沙参　北沙参　百合　甘露子（地枯牛）玉竹　石斛　胡麻仁　女贞子　山茱萸　枸杞子　墨旱莲　龟板　鳖甲　黄精　桑椹】

# 380　天门冬

**天冬甘苦寒清热　　滋补肾阴肺燥咳**
**肺痿肺痈传肾消　　抗肿瘤抑菌种多**

天门冬，味甘、苦，性寒，归肺、肾经。具有滋阴生津、润燥止咳等功效。用于肺阴虚的燥咳、咯血等；肾阴虚的潮热、消渴、遗精等；热病伤津的口渴、便秘、阴虚内热等。《本草汇言》："天门冬润燥滋阴，降火清肺之药也。统理肺肾火燥为病，如肺热叶焦，发为痿痈，吐血咳嗽，烦渴传为肾消，骨蒸热劳诸证，在所必需者也。"现代中医药研究报道：天门冬有抗肿瘤作用。体外实验，对金黄色葡萄球菌、溶血性链球菌、肺炎双球菌、白喉杆菌、炭疽杆菌等有抑制作用。

# 381　麦门冬

**麦冬养肺胃心阴　　口渴舌绛可生津**
**甘寒微苦美颜肤　　增免循适抑糖菌**

麦门冬，味甘、微苦，性寒，归心、肺、胃经。具有养阴生津等功效。用于心阴不足的心悸、虚烦失眠等；肺阴不足的干咳少痰、咯血等；胃阴耗伤的口渴、舌红绛等。《本草新编》："麦门冬，泻肺中伏火，清胃中热邪，补心气治劳伤，止血家之呕吐，益精强阴，解烦止渴，美颜色，悦肌肤，退虚热，解肺燥，定咳嗽，真可持之为君而又可惜之为臣使也。"现代中医药研究报道：麦门冬有增强免疫、增强血液循环、提高适应能力、降血糖、抑菌等作用。

## 382　胡麻仁

**胡麻巨胜黑脂麻　养肝肾润燥便下**
**抗炎病毒杀虫加　降糖胆醇防硬化**

胡麻仁，也叫巨胜子（非莴苣之苣藤子）、黑脂麻。味甘，性平，归肝、肾经。具有滋养肝肾、润燥滑肠等功效。用于肝肾阴亏的头晕目眩、肠燥便秘等。现代中医药研究报道：胡麻仁有抗炎、抗病毒、杀虫、降血糖、降胆固醇、预防动脉硬化等作用。

## 383　百合

**百合微苦微寒甘　阴虚肺燥咳痰喘**
**热杂病心神不安　鳞茎蛋脂秋水碱**

百合，味甘、微苦，性寒，归肺、心经。具有养阴润肺止咳、宁心安神等功效。用于肺阴虚的干咳少痰或肺燥咳嗽；热病后余热未清的神思恍惚，或内伤杂病的心神失宁症等。现代中医药研究报道：百合鳞茎含蛋白质、脂肪、秋水仙碱等。煎剂有止咳作用，能对抗组织胺引起的蟾蜍哮喘，有耐缺氧作用，

271

对肾上腺功能衰竭起显著性保护作用，对迟发型过敏反应有明显的抑制作用。秋水仙碱能抑制癌细胞增殖。

## 384　地牯牛（甘露子）

**地牯牛蚕甘露者　润肺健脾虚劳咳**
**平肝黄淋降压热　解毒疮肿伤毒蛇**

地牯牛，别名：地蚕、草石蚕、甘露儿、甘露子。味甘，性平，归肺、脾、肝经。具有润肺、健脾、平肝、解毒等功效。用于阴虚肺燥的虚劳咳嗽、黄疸、淋症、疮毒肿痛、毒蛇咬伤等。有清热、降压作用。

## 385　石斛

**石斛养胃生津主　甘淡微寒热病补**
**胃阴不足嘈杂吐　退痛热强目筋骨**

石斛，味甘、淡，性微寒，归胃经。功效重在养胃阴生津。用于热病伤津的低热口干舌燥、舌红苔少、脉细数；胃阴不足的饮食不香、嘈杂、干呕欲吐，或呃逆、舌光少苔。此外，石斛有补肾明目强筋骨作用，能治肾阴亏损的视力减退或腰脚软弱疼痛日久不愈。现代中医药研究报道：石斛碱有一定的止痛退热作用，煎剂内服能促进胃液分泌，有助消化。

# 386 玉竹

**玉竹葳蕤性甘平　养阴润肺胃津生**
**燥咳口干感热风　升压降糖血脂清**

---

　　玉竹，别名葳蕤。味甘、性平，归肺、胃经。具有养阴润肺、生津止渴等功效。用于肺胃燥热，津液耗伤的干咳少痰、口干舌燥、舌绛苔少；阴虚患者，外感风热的头痛发热、微恶风寒、口干咳嗽等。现代中医药研究报道：玉竹升压强心、降血糖、清血脂等作用。

# 387 南沙参
# 388 北沙参

**南北沙参皆甘苦　养肺阴益胃津足**
**北质坚寒降温痛　南抗真菌痰祛除**

---

　　南沙参、北沙参都味甘、苦，归肺、胃经。都有养肺阴、养胃生津等功效。用于肺阴不足的咳嗽、咽干音哑；胃阴不足的口渴、舌红或胃中嘈杂等。张石顽《本经逢原》指出："北者质坚性寒，南者质虚力弱。"养阴作用以北沙参为优，南沙参兼有化痰作用。现代中医药研究报道：北沙参有清热、止痛作用；南沙参有抗真菌、祛痰作用。

# 389 女贞子

**女贞子性甘苦平　滋补肝肾眩耳鸣**
**早年白发视不清　增免强君利尿行**

---

女贞子，味甘、苦，性平，归肝、肾经。具有滋阴补肝肾等功效。用于肝肾阴虚所致的头眩、耳鸣、早年白发、视力模糊、遗精等。《本草备要》："益肝肾，安五脏，强腰膝，明耳目，乌须发，补风虚。"现代中医药研究报道：女贞子含齐墩果酸。有增强免疫、强心、利尿等作用。

# 390 山茱萸

**山茱萸肉酸涩温　肝阴肾气耳鸣晕**
**涩汗精便崩调免　抗栓糖脂压休菌**

---

山茱萸，别名：山萸肉、萸肉。味酸、涩，性微温，归肝、肾经。具有滋补肝肾、收敛固涩之功效。用于肝肾不足的眩晕、耳鸣、腰酸；体虚自汗、盗汗，肾虚遗精、遗尿、尿频、泄泻、妇人崩漏等。现代中医药研究报道：具有调节免疫、抗血栓、抗血糖、抗血脂、抗高血压、抗休克、抗痢疾杆菌、抗金黄色葡萄球菌、抗皮肤真菌等作用。

本品与熟地同为补肝肾阴虚的代表药，然而熟地主要补肾阴，山茱萸主要补肝阴，且能补肾气，故不论肝肾阴虚或是肾阳虚、肾气不固,均可使用。此外,萸肉酸涩,又为收敛要药,所以对一切肝肾不足、精气失藏及滑脱证,均可应用。

# 391 枸杞子

**枸杞甘平补肾精　养肝明目抗衰功**
**增非特免抗瘤肿　降脂压糖促新生**

枸杞子,味甘、性平,归肝、肾经。具有补肾益精、养肝明目等功效。用于肝肾不足的遗精、腰酸膝软等;肝肾阴虚的眩晕耳鸣、视力模糊等。现代中医药研究报道:枸杞子具有抗衰老的功效;能增强非特应性免疫;能抗肿瘤;有轻微的抑制脂肪在肝细胞内沉积和促进肝细胞新生,抗肝损伤的作用;有拟胆碱样作用,可降低血压,兴奋呼吸;有降血糖作用。

# 392 墨旱莲

**墨旱莲性凉甘酸　肝肾阴亏二至丸**
**凉血热止内外血　增免抗诱金杆研**

墨旱莲,味甘、酸,性凉,归肝、肾经。具有滋补肝肾、凉血止血等功效。用于肝肾阴亏的头晕、耳鸣、腰酸、遗精等,常配女贞子同用,如二至丸;阴虚血热所致的各种出血(咯、衄、便、崩等),煎服或鲜品捣烂取汁内服,外伤出血可外敷。

现代中医药研究报道：墨旱莲具有增强免疫、抗诱变、抑制金黄色葡萄球菌及杆菌作用。

## 393　龟板
## 394　鳖甲

龟板腹甲鳖甲背　咸寒滋肝潜阳贵
龟健肾骨固经血　鳖清虚热软散赘

龟板，是龟科动物乌龟的腹甲；鳖甲，是鳖科动物鳖的背甲。二者均味咸、性寒，归肝经，但龟板还归肾经。均能滋阴潜阳，用于肾阴不足、虚阳偏亢的潮热、盗汗；热病后期阴津耗伤、虚风内动等。龟板还有补肾健骨、固经止血的功效，用于肝肾不足的腰脚痿弱、筋骨不健、小儿囟门不合；妇女阴虚血热、月经过多，或崩漏不止。鳖甲则还有清虚热、软坚散结的功效，用于症瘕积聚、赘疣息肉等。

## 395　黄精

黄精甘平滋肺脾　增免代谢抗衰疲
降血脂糖菌多抑　抗结核病同"雷米"

黄精，味甘、性平，归脾、肺经。具有润肺滋阴、补脾益气等功效。用于阴虚肺燥的咳嗽痰少，或干咳无痰，或肺痨咳

嗽咯血；脾胃虚热的食少神倦、口干舌红苔少；病后虚嬴，阴
血不足的腰膝酸软、头晕眼干等。现代中医药研究报道：黄精
有增强免疫、促进代谢、抗衰老、抗疲劳、降血脂、降血糖，
对结核杆菌及多种皮肤真菌有抑制作用。煎剂对患实验性结核
病豚鼠，在感染结核菌同时给药，或于感染后淋巴结肿大再给
药，均有显著的抑菌效果，且能改善健康状况，其疗效与异烟
肼（雷米封）接近。

## 396　桑葚

**葚心肝肾阴血虚　甘寒生津渴便秘**
**生殖养颜防突变　乙肝艾滋增免疫**

桑葚，味甘、性微寒，归肝、肾经。具有滋阴补血、生津、
润肠等功效。用于肝肾阴虚、阴血不足所致的头昏眩晕、视物
模糊、耳鸣、须发早白、失眠心悸等，可单用熬膏服，也可以
配伍其他补肝肾阴虚药如何首乌、枸杞子、女贞子、墨旱莲等
同用；用于肾阴虚的消渴证或热病后期津伤口渴之症、津伤肠
燥便秘等。现代中医药研究报道：桑葚有助于生殖、美颜；预
防细胞突变；抗乙肝病毒、AIDS病毒；增加免疫器官（脾）重量，
增强非特应性免疫、体液免疫，促进 T 细胞介导的免疫等。

# （四）补阳药

## 归类歌

补阳巴戟肉苁蓉　　仙茅灵脾续杜仲

狗脊益智葫芦巴　　骨碎补骨菟丝潼

虫草蛤蚧紫河车　　狗肾鹿角霜胶茸

锁阳起石韭菜子　　硫黄蛇床亦称雄

【巴戟天 肉苁蓉 仙茅 仙灵脾（淫羊藿） 续断 杜仲 狗脊 益智仁 葫芦巴 骨碎补 补骨脂 菟丝子 潼蒺藜（沙苑子） 冬虫夏草 蛤蚧 紫河车 海狗肾 鹿角 鹿角霜 鹿角胶 鹿茸 锁阳 阳起石 韭菜子】

硫黄、蛇床子亦有补阳之功，歌诀见"外用药"类。

## 397　巴戟天

巴戟天性温甘辛　补肾壮阳强骨筋
类皮激素除风湿　升白降压不烁阴

---

巴戟天，味甘、辛，性温，归肾经。具有补肾壮阳、强筋骨等功效。用于肾阳虚弱的阳痿、遗尿；痹痛日久或老年肾亏腰膝酸痛等。现代中医药研究报道：巴戟天有类皮质激素作用及降压的作用。能除风湿、升高白细胞、降血压。《本草新编》："命门火衰……用附子、肉桂以温命门，未免过于太热，何如用巴戟天之甘温，补其火，而又不烁其水之妙郁？"

## 398　肉苁蓉

大芸寸芸肉苁蓉　甘咸酸温补肾能
壮阳润肠降血压　秋收咸漂丢碱酮

---

肉苁蓉，别名大芸、寸芸。味甘、咸、酸，性温，归肾、大肠经。具有补肾壮阳、润肠通便的功效。用于肾阳不足的阳痿、腰痛脚弱；老年、病后、产后血枯肠燥便秘。现代中医药研究报道：肉苁蓉有降血压作用。肉苁蓉药材过去因收采季节和加工方法不同，有甜苁蓉与咸苁蓉两种规格。甜苁蓉是春季采收，直接晒干者；咸苁蓉是秋季采收，因水分多，不易晒干，故投入盐湖中1~3年后取出晒干，药房须给予漂淡后才能使用。

279

有成分分析显示，咸苁蓉经漂淡，其生物碱及黄酮的反应消失，会影响药效，且秋季产量亦少，所以目前这种采集加工方法已少采用，药房供应的主要是甜苁蓉。

## 399　仙茅

仙茅辛温有小毒　　温肾壮阳强筋骨
祛寒除湿下肢足　　燥烈不宜多久服

仙茅，味辛、性温，有小毒，归肾经。具有温肾壮阳、强筋骨、祛寒湿等功效。用于肾阳虚衰的阳痿精冷、小便频数；寒湿痹痛的腰膝冷痛、筋骨无力或下肢拘挛等。《本草纲目》："仙茅性热，补三焦命门之药也，惟阳弱精寒，禀赋虚怯者宜之。"《本草正义》："仙茅乃补阳温肾之专药，故亦兼能祛寒湿，与巴戟天、仙灵脾相类，而猛烈又过之。"

## 400　淫羊藿（仙灵脾）

淫羊藿辛催淫功　　甘温壮阳筋骨风
脊肠病毒麻痹症　　镇静痰咳降压更

淫羊藿，味辛、甘，性温，归肝、肾经。具有补肾壮阳、强筋骨、祛风湿等功效。用于肾阳不足的阳痿、滑精；风湿痹痛日久的腰膝冷痛或四肢拘挛麻木等。现代中医药研究报道：

淫羊藿能使精液分泌亢进，精囊充满后刺激感觉神经，间接兴奋性欲的作用。淫羊藿煎剂对脊髓灰质病毒有显著的抑制作用，对其他肠道病毒亦有抑制作用。淫羊藿提取液对家兔有降压作用。淫羊藿可以用于小儿麻痹症急性期或后遗症及更年期高血压。此外，淫羊藿还有镇静、镇咳、祛痰等作用。

# 401　续断

续断苦辛温阳冷　　接骨续筋腰膝疼
VE 排脓促新生　　安胎落死止血崩

续断，味苦、辛，性温，归肝、肾经。具有补肝肾、强筋骨、止血安胎等功效。用于肝肾不足的腰膝酸痛；痹症日久或跌打损伤的腰膝疼痛；妇女月经过多，或妊娠下血、腰酸、胎动不安、死胎等。现代中医药研究报道：实验证明续断有抗维生素 E 缺乏作用；有止血、镇痛、促进痈疡排脓、促进组织再生（接骨续筋）等作用。

# 402　杜仲

杜仲甘温补肝肾　　筋骨痿弱痛眩晕
安胎利尿降压醇　　镇静调免垂体金

杜仲，味甘、性温，归肝、肾经。具有补肝肾、强筋骨、安胎等功效。用于肾虚眩晕、头痛、耳鸣；肝肾亏虚的腰酸背痛、下肢无力、筋骨痿软；妊娠下血、腰酸胎动不安，或习惯性流产等。现代中医药研究报道：杜仲有利尿、降血压作用，能减少胆固醇的吸收。还有镇静、调节免疫、兴奋垂体—肾上腺皮质系统的作用；杜仲含多种金属元素。

## 403　狗脊

**狗脊甘苦温骨筋　金毛止血真称神**
**腰膝周痹失溺频　下肢不利利老人**

狗脊，味甘、苦，性温，归肝、肾经。具有补肝肾、强筋骨、祛风湿等功效。用于肝肾不足的腰膝酸痛、不能俯仰、下肢无力等；风寒湿痹的腰膝下肢关节疼痛等。《本经》："腰背强，关机缓急，周痹寒湿膝痛，颇利老人。"《别录》："疗失溺不节，男子脚弱腰痛……"金毛狗脊，外附光亮的金黄色长柔毛。《纲目拾遗》："金狗脊止诸疮血出，治顽痹，黑色者杀虫更效。"

## 404　益智仁

**益智辛补肾遗缩　偏温脾泻摄涎唾**
**聪明因子抗钙活　增免男女抗衰弱**

益智仁，味辛、性温，归脾、肾经。具有补肾固精、缩小便、温脾止泻、摄涎唾等功效。用于肾虚遗精、遗尿、小便频数；脾阳虚弱的腹痛腹泻；脾虚不能摄津的口多涎唾，以及小儿流涎等。现代中医药研究报道：益智仁含有大量的"聪明因子"，即牛磺酸，对处于生长发育期的青少年以及记忆力减退的中老年人起着重要作用。其水煎剂和乙醇浸出物对特异性细胞免疫功能也有促进作用，它对人体健康，特别是对婴幼儿的正常成长发育、男女保健以及对中老年人延缓衰老起着重要作用。

# 405　葫芦巴

**葫芦巴苦温肾肝　　命门火衰虚寒疝**
**消阴翳可益火源　　脚气无力因湿寒**

葫芦巴，味苦、性温，归肝、肾经。具有温肾阳、逐寒湿等功效。用于肾脏虚冷，命门火衰的虚寒疝痛，见小腹及睾丸牵引坠痛，甚或阴囊收缩、局部冰冷；寒湿脚气等。

# 406　骨碎补

**骨碎补称毛猴姜　　苦温肝肾筋骨强**
**破血止血续损伤　　链霉毒敏此能降**

骨碎补，别名猴姜、毛姜。味苦、性温，归肝、肾经。具有补肾、续伤等功效。用于肾虚腰痛、耳鸣、耳聋、牙痛、久泻；跌扑闪挫或金疮，损伤筋骨，也可单用浸酒服或研末外敷。

《开宝本草》："主破血止血，补伤折。"现代中医药研究报道：骨碎补能预防链霉素的毒性反应。

## 407　补骨脂（破故纸）

**故纸辛苦温肾脾　　阳虚寒泻五更起**
**纳气平喘扩心包　　增免色抑微血已**

补骨脂，别名破故纸。味辛、苦，性温，归脾、肾经。具有补肾助阳、止泻、纳气平喘等功效。用于肾阳不足的腰痛、阳痿、遗精、遗尿、小便频数等；脾肾虚寒的泄泻，如"四神丸"治疗黎明五更泻；肾不纳气的气短气喘，动则更甚等。现代中医药研究报道：补骨脂对心脏有扩张冠状动脉的作用；能增加黑色素；能提高细胞及机体免疫；提取液对葡萄球菌、霉菌、囊尾蚴、滴虫等微生物有抑制和杀灭作用；补骨脂素对多种出血（子宫、牙龈、鼻）均有止血作用。

## 408　菟丝子

**菟丝子性甘辛平　　固肾精胎带泻停**
**养肝明目Ａ糖酮　　助阳增非强君行**

菟丝子，味甘、辛，性平，归肝、肾经。具有补肾固精、养肝明目（兼有止泻、安胎、止带）等功效。用于肾虚阳痿、遗精、腰膝无力、小便频数，妇人胎动不安、带下不已；肝肾不足的两目昏糊；脾肾两虚的大便泄泻等。现代中医药研究报道：菟丝子含维生素 A 类物质、糖苷、黄酮类（槲皮素）等。具有保肝、助阳（增强性活力）、增加非特异性抵抗力、能增强心肌收缩力等作用。

## 409　潼蒺藜（沙苑子）

**沙苑子名潼蒺藜　甘温补肾固精宜**
**养肝明目炎痛息　善血流变抗尿疲**

---

潼蒺藜，别名沙苑蒺藜、沙苑子。味甘、性温，归肝、肾经。具有补肾固精、养肝明目等功效。用于肾虚阳痿、遗精、腰痛、小便频数、遗尿，肝肾不足的眼目昏花等。现代中医药研究报道：潼蒺藜有抗炎、镇痛、改善血液流变（全血黏度和还原度显著下降、红细胞压积高、血沉减慢、红细胞电泳时间加快）、抗利尿、抗疲劳等作用。

## 410　冬虫夏草

**虫草虫寄麦角菌　补肺益肾性甘温**
**阳虚劳咳亦补阴　抗痨养丰调补尊**

---

冬虫夏草，为麦角菌科植物真菌，寄生在蝙蝠蛾科昆虫幼虫上的子座及幼虫尸体。味甘、性温，归肺、肾（阴阳双补）

经。具有补肺肾、止咳喘等功效。用于肾阳虚的阳痿、遗精、腰膝酸痛；肺虚或肺肾两虚的喘咳短气；气阴不足的劳嗽痰血、盗汗自汗等。现代中医药研究报道：冬虫夏草有抗结核作用，对结核杆菌有明显的抑制作用（对人型、牛型结核杆菌无抑制作用）。其营养丰富，对肾功能、免疫、神经、呼吸、心率、血液等有明显的改善作用，实为调补身体、抗病延年的上品。

# 411　蛤蚧

**蛤蚧咸温肺肾经　纳气定喘抗炎并**
**益精助阳性雌雄　调免抗衰抗激应**

蛤蚧，味咸、性温，归肺、肾经。具有补肺肾、纳气定喘、益精助阳等功效。用于肺肾两虚、肾不纳气的久喘；肾虚阳痿、遗精、尿频等。现代中医药研究报道：蛤蚧醇提取液表现为雄性激素样作用；脂溶性部分有雌激素作用，并有抗炎、增强免疫、抗衰老、抗应激反应等作用。

## 412　紫河车

紫河车即人胎盘　归肾心肺温甘咸
补肾益精养气血　血肉有情大补元
多种抗体干扰素　多种激素酶糖原
红胞生成素磷脂　抗过敏促发育全

　　紫河车，就是健康产妇分娩的胎盘。味甘、咸，性温，归肾、心、肺经。具有补肾益精、益气养血等功效。用于肾气不足，精血衰少所致的不孕，或阳萎遗精、腰酸、耳鸣、眩晕；肺肾两虚的虚喘，不发作时治本用，可减少发作；久病气血亏虚，消瘦乏力、面色萎黄以及产后缺乳等。紫河车亦为血肉有情之品，大补元气，可疗一切虚弱之证。紫河车含有多种抗体及干扰素、多种激素（女性激素、助孕酮、类固醇激素、促性腺激素、促肾上腺激素）、多种有价值的酶（溶菌酶、肽激酶、组胺酶、催产素酶）、多种糖源、红细胞生成素、磷脂等。紫河车具有免疫作用，能增强肌体抵抗力，可预防流感、麻疹、肝炎等病毒感染，可减轻结核病变；有抗过敏作用，用以治疗过敏性疾病（如支气管炎）；能促进生殖器官发育（乳腺、子宫、阴道、卵巢、睾丸）。

## 413　海狗肾

海狗肾称腽肭脐　　味咸性热暖肾宜
益精补髓寒疝癖　　药源禁缺黄黑替

海狗肾，别名腽肭脐。味咸、性热，归肾经。具有温肾壮阳、益精补髓等功效。用于肾虚阳痿、腰酸肢冷等。《海药本草》："主五劳七伤，阴痿少力，肾气衰弱，虚损，背膊劳闷，面黑精冷"。《本草拾遗》："主心腹痛，宿血积块，疝癖羸瘦"。由于药源紧缺，也可以用黄狗肾、黑狗肾代替使用，只是药力较弱。

## 414　鹿茸

鹿茸咸温肾阳强　　甘补精血促生长
雄卵激素胶钙盐　　阴疽内服外敷良

鹿茸，味咸、性温，归肾经。具有温补肾阳、补养精血等功效。用于肾阳不足、精血亏虚诸症。如：慢性病人，气怯神疲，腰酸肢冷，小溲清长，阳痿，滑精，女子带下清稀；小儿发育不良，筋骨痿软，囟门不合，齿迟行迟；久病血虚（如再生障碍性贫血等）；奇经亏损，崩漏不止；阴疽溃后，久不收口（内服外敷均效）等。现代中医药研究报道：鹿茸，含激素——鹿茸精，是雄性激素极少量的女性激素。鹿茸又含胶质、蛋白质、磷酸钙、碳酸钙等。能促进发育生长、兴奋机体功能。

### 附 1：鹿角

鹿角，为梅花鹿或马鹿雄鹿已成长骨化的角。味咸、性温，能温补肾阳、活血消肿。用于肾阳不足诸症。阴疽初期可内服，亦可用醋磨外敷，以活血消肿。

### 附 2：鹿角胶

鹿角胶，为鹿角熬成的胶。味甘、性平。能补肾阳、补精止血。用于血虚症及吐血、尿血、崩漏等属于虚寒者。亦可用于阴疽。

### 附 3：鹿角霜

鹿角霜，为鹿角熬胶后的残渣。功似鹿角而补阳之力弱；兼有收涩作用，用于肾阳虚者及尿频失禁、崩漏带下等。

# 415　锁阳

**锁阳沙漠不老药　壮肾益精润肠燥**
**体液免增糖皮高　自由基清应激效**

锁阳，锁阳主要分布于西北荒漠及荒漠化草原地区，别名：不老药。味甘，性温，归肾、大肠经。具有补肾壮阳益精、润肠通便等功效。用于肾虚阳痿、腰膝无力、虚人便秘等。现代中医药研究报道道：锁阳能增强体液免疫（对细胞免疫功能无影响）；能促进糖皮质激素分泌；对人体机能有很大益处；增强免疫功能；清除自由基；抗血小板聚集；具有糖类皮质激素样作用；补充维生素和矿物质。亦有研究表明锁阳有抗应激作用。

# 416  阳起石

**阳起石盐硅酸矿　咸温下焦壮肾阳**
**阳痿早泄女宫冷　丸合鹿茸效更良**

---

阳起石，为硅酸盐矿物石棉矿石（碱式硅酸镁钙）。味咸、性微温，归肾经。具有温肾壮阳等功效。用治下焦虚寒、腰膝冷痹、男子阳痿早泄、女子宫冷不孕等。《济生方》中提出阳起石丸中合用鹿茸效果更好，治疗虚寒之极、冲任不交、崩中不止。

# 417  韭菜

**韭菜辛温除胃寒　汁行气血疗紫癜**
**子壮肾阳固精遗　腰膝酸软数小便**

---

韭菜，味辛、性温，归胃、肾经。具有温中行气、温肾助阳、散瘀、解毒。用于里寒腹痛、噎膈反胃、胸痹疼痛、肾虚阳痿、衄血、吐血、尿血、痢疾、痔疮、痈疮肿毒、漆疮、跌打损伤。治过敏性紫癜：鲜韭菜0.5千克，洗净，捣烂绞汁，加健康儿童尿50毫升。每日一剂，分二次服。

现代中医药研究报道：韭菜子能温肾壮阳固精，用于肾阳衰弱的阳痿、腰膝酸软、小便频数、遗尿等。

# 十六、收涩药

## 归类歌

收涩五味乌倍子　　诃子肉蔻赤石脂
小麦稻根椿榴皮　　禹余罂粟莲芡实
桑螵海蛸樱盆子　　龙牡麻矾山萸使
收汗敛肺涩滑脱　　汗喘利遗漏带止

【五味子　乌梅　五倍子　诃子　肉豆蔻　赤石脂　浮小麦　糯稻根　椿白皮　石榴皮　禹余粮　罂粟壳　莲子　莲须　莲房　莲心　芡实　桑螵蛸　海螵蛸（乌贼骨）　金樱子　覆盆子】

他章中，龙骨　牡蛎　麻黄根　白矾　山萸肉（山茱萸）也有收涩之功。

## 418　五味子

**五味酸敛肺咳汗　甘温肾遗尿泻缠**
**益气生津降转氨　调压宁心收舒全**

　　五味子，味酸、甘，性温，归肺、肾、心经。具有收敛止咳、
益气生津、敛汗、涩肠止泻、涩精缩尿等功效。用于咳喘日久，
肺肾两虚；寒饮伏肺，咳嗽气喘；热伤气阴的多汗、体倦、气
短、口渴、脉虚；消渴症；盗汗、自汗；脾肾虚寒，久泻不止；
肾虚遗精、遗尿等。现代中医药研究报道：五味子能使化学物
质引起的谷丙转氨酶升高者降低。还有调节心血管系统血液循
环，对不正常血压也有调节作用；对循环衰竭者，升高血压作
用颇为明显；有强心作用，使心脏收缩有力，舒张完全而显著。
还能兴奋子宫，使子宫节律性收缩加强。

## 419　乌梅

**乌梅酸敛肺肝肠　止咳渴泻安蛔良**
**抗弧杆真蛋白敏　便尿漏血炒炭尝**

　　乌梅，味酸、性平，归肝、肺、大肠经。具有敛肺止咳、
生津止渴、涩肠止泻、和胃安蛔、止血等功效。用于肺虚久咳
痰少者；虚热烦渴，暑热津伤口渴，可单味煎服；久泻、久痢；
蛔虫腹痛，甚则四肢厥逆呕吐者；便血、崩漏（炒炭用）。现

代中医药研究报道：乌梅有抗霍乱弧菌、大肠杆菌、伤寒杆菌、绿脓杆菌、结核杆菌、各种真菌的作用；能使胆囊收缩，促进胆汁分泌，并有抗蛋白质过敏的作用。

## 420　五倍子

**五倍肺肾肠酸寒　敛咳汗泻精血安**
**疮肿皮烂口牙疳　清肺生津百药煎**

　　五倍子，味酸、性寒，归肺、肾、大肠经。具有敛肺、敛汗、涩精、止泻、止血、敛疮等功效。用于肺虚久咳，虚火伤肺，痰中带血；盗汗，可单味或加入复方中煎服，亦可单味研粉调敷脐部；久泻久痢；脱肛不收，或子宫下垂，配明矾煎水熏洗；肾虚遗精、遗尿、便血、崩漏，亦可研末用于外伤出血；疮疡肿毒，皮肤湿烂、牙疳、口疮等，可研末外敷或煎水外洗。著名的清肺化痰、生津止渴的药材"百药煎"，就是五倍子同茶叶经发酵制成的。

## 421　诃子

**诃黎勒温苦酸涩　涩肠止泻敛肺咳**
**利咽开音似罂粟　痢绿白伤杆菌作**

　　诃子，别名：诃黎勒。味苦、酸、涩，性温，归肺、大肠经。

具有涩肠止泻、敛肺、利咽等功效。用于久泻、久痢甚至脱肛，随寒热而加减配伍；肺虚久咳、气喘或失音等。现代中医药研究报道：诃子所含诃子素对平滑肌有罂粟碱样解痉作用；诃子水煎剂，对痢疾杆菌、白喉杆菌、绿脓杆菌用较强的抑制作用，对伤寒杆菌等亦有抑制作用。

## 422  肉豆蔻

**肉蔻高乔肉果辛　温中行气涩肠神**
**胀呕久泻虚寒因　过麻散脚扩瞳仁**

肉豆蔻为豆蔻科高大乔木植物肉豆蔻。别名：肉果。味辛、性温，归脾、胃、大肠经。具有涩肠止泻、温中行气等功效。用于脾虚久泻、五更泻；脾胃虚寒，气机不畅，脘腹胀痛，食少呕吐等。现代中医药研究报道：肉豆蔻少量内服，可增加胃液分泌，刺激胃肠蠕动，增进饮食，促进消化。但肉豆蔻油除了具有芳香性外，还具有显著的麻醉性能，对低等动物可引起瞳孔扩大，步态不稳，随之睡眠、呼吸变慢，剂量再大则反射消失。

# 423　赤石脂

**赤石脂温甘涩肠　止泻血带敛肌疮**
**吸附毒素护黏膜　促再钙化兔血浆**

赤石脂，味甘、性温，归大肠经。具有涩肠止泻、止血止带、敛疮生肌等功效。用于虚寒泻痢，日久不止，甚则滑脱不禁、脱肛；妇女崩漏、赤白带下不止；便血；疮疡久不收口等。现代中医药研究报道：赤石脂有吸附作用，能吸附消化道内的有毒物质、细菌毒素及食物异常发酵的产物，并能保护消化道黏膜，止胃肠道出血。实验证明，赤石脂能显著缩短家兔血浆再钙化时间。

# 424　浮小麦

**浮小麦甘平心经　固表止汗可单行**
**益气除热劳骨蒸　小麦颖成脏躁痌**

浮小麦，味甘，性凉，归心经。具有固表止汗的功效。用于体虚自汗、盗汗，也可单味煎服。《本草纲目》记载浮小麦能"益气除热，止自汗盗汗，骨蒸虚热，妇人劳热。"浮小麦为小麦未成熟干瘪轻浮颖果。小麦是成熟颖果，味甘、性微寒，归心经，有养心气，除虚烦的功效，用于心烦不宁，烦躁失眠，如入治疗脏躁病的"甘麦大枣汤"。又小麦浸泡捣烂，沉淀取粉晒干，炒至焦黄，用醋调敷可治痈肿。

# 425　糯稻根

**糯稻根甘辛心肺　虚汗劳热可单味**
**高脂血症固醇退　丝虫乳糜肝炎类**

---

　　糯稻根，味甘、辛，性平，归心、肺经。有止虚汗的功效，用于体虚自汗、盗汗。可单味煎服用于阴虚阳亢、骨蒸劳热等证。现代中医药研究报道：糯稻根可用于高脂血症、高胆固醇血症、丝虫病（乳糜尿）、急性肝炎、迁延性肝炎等。

# 426　椿白皮

**椿皮清肝肠湿热　止带泻血寒苦涩**
**菌痢崩带遗白浊　果实凤眼草同或**

---

　　椿白皮，味苦、涩，性寒，归大肠、肝经。具有清湿热、止带、止泻、止血等功效。用于湿热带下、泄泻、痢疾（菌痢、阿米巴痢）、月经过多或崩漏、痔漏下血，以及遗精、白浊等。椿白皮是苦木科落叶乔木植物臭椿的根皮（别名椿根皮）或干皮。臭椿的果实称为凤眼草。性味、功用与椿根皮相似。

# 427  石榴皮

石榴皮性酸涩温　杀胃肠虫泻痢菌
便血经漏带脱肛　诸杆球弧各类真

　　石榴皮，味酸、涩，性温，归胃、大肠经。具有涩肠止泻、杀虫、止血等功效。用于久泻、久痢、脱肛；绦虫病、蛔虫病、蛲虫病；便血、崩漏、带下等；现代中医药研究报道：石榴皮临床上用于急性痢疾，有驱杀绦虫的作用。对痢疾杆菌、绿脓杆菌、伤寒杆菌、结核杆菌、金黄色葡萄球菌、溶血性链球菌、霍乱弧菌、各种皮肤真菌都有抑制作用。

# 428  禹余粮

禹余粮禹粮石谓　甘涩平肠泻痢类
崩漏带下虚寒水　下焦有病人难会

　　禹余粮，又名禹粮石。味甘、涩，性平，归大肠经。具有涩肠止泻、止血止带等功效。用于虚寒泄泻，久痢赤白；脾肾阳虚滑泄者；妇女崩漏、带下清稀如水等。《本草纲目》："催生，固大肠。"又"禹余粮手足阳明血分重剂也。其性涩，故主下焦前后诸病"李知先诗曰："下焦有病人难会，须用余粮赤石脂。"

## 429　罂粟壳

罂粟米壳鸦片果　小毒性平味酸涩
涩肠敛肺止痛卓　初病忌用瘾难克

---

罂粟壳，别名：米壳、鸦片烟果果。味酸、涩，性平，有小毒，归肺、大肠经。具有涩肠、敛肺、止痛等功效。用于久泻久痢、水泻不止者；肺虚久咳不止者；脘腹及筋骨肌肉疼痛者。注意：咳嗽、泻痢初起者忌用。易成瘾，不宜常服。

## 430　莲子

莲子甘涩平健脾　补肾涩精养心气
久泻痢带白浊遗　经霜石莲噤口痢
莲须雄蕊涩精血　莲心绿胚泻心系
莲房蓬托止血瘀　存性天疱黄水溢

---

莲子，是睡莲科多年生水生草本植物莲的成熟种子，味甘、涩，性平，归脾、肾、心经。具有健脾止泻、补肾涩精等功效。用于脾虚久泻、久痢、食欲不振等；妇女脾虚带下；肾气不固，遗精、白浊等。莲子经霜老熟，未去果皮而质坚硬者，称为石莲子，亦称甜石莲。临床上多用于噤口痢疾。另一种称苦石莲者，是一种豆科植物的种子，性苦寒，有清湿热之功，也治噤口痢，

但两者品种不同，应予以区别。

莲须，即莲的雄蕊，味甘、涩性平，有涩精、止血的功效，用于肾虚遗精、滑精、吐血、崩漏等。

莲子心，即成熟莲子的绿色胚芽，味苦，性寒，能泻心火，用于心火亢盛的心烦、失眠、遗精等。

莲房，又名莲蓬，即莲的成熟花托。味苦、涩，性温，有化瘀止血的功效，用于便血、崩漏；烧炭存性，研末外用，治疗天疱疮、黄水疮等。

# 431　芡实

**芡实睡莲芡种仁　甘涩性平偏益肾**
**固精止遗疗白淫　亦健脾泻带下问**

---

芡实，睡莲科一年生水生草本植物芡的成熟种仁。味甘、涩，性平，归脾、肾经。具有益肾固精、健脾止泻、收涩止带等功效。用于肾虚遗精；白浊；脾虚泄泻，日久不止者；妇女脾虚带下清稀；湿热带下色黄而稠者，配黄柏、车前子等清湿热药同用。寒热之因，当须诊问。

## 432　桑螵蛸

**桑螵蛸为螳螂卵　甘咸性平补肾元**
**固精助阳止遗尿　蛋脂钙铁维 A 源**

　　桑螵蛸，为螳螂科昆虫大刀螂、小刀螂或巨斧螳螂的干燥卵块。味甘、咸，性平，归肾经。具有补肾固精、止遗尿等功效。用于肾虚腰痛，阳痿、早泄、遗精；肾气不固的遗尿、尿频等。现代中医药研究报道：桑螵蛸含蛋白质、脂肪、钙、铁、维生素 A 源（胡萝卜素）等物质。

## 433　海螵蛸（乌贼骨）

**海蛸止血带胃酸　又入肝肾微温咸**
**涩精敛疮阴肿寒　儿疳重舌骨修全**

　　海螵蛸（乌贼骨），味咸、性微寒，归肝、胃、肾经。具有止血、止带、制酸、涩精、敛疮等功效。用于肺、胃出血，尿血及崩漏，外伤出血（外敷）；脾肾两虚带下不止；胃痛吐酸；肾亏遗精；湿疹、疮疡多脓久不愈合等。《别录》："惊气入腹，腹痛环脐，阴中寒肿，又止疮多脓汁不燥。"《本草纲目》："主女子血枯病，伤肝，唾血下血，治疟消瘿。研末敷小儿疳疮，痘疮臭烂，丈夫阴疮，汤火伤，跌伤出血。烧存性，同鸡子黄涂小儿重舌、鹅口，同蒲黄末敷舌肿血出如泉，同银朱吹鼻治喉痹，同麝香吹耳治聤耳有脓及耳聋。"现代中医药研究报道：海螵蛸有促进骨缺损修复作用。

## 434　金樱子

**金樱子平味涩酸　固肾精尿肠泻便**
**止带脱抑流球杆　降血脂防粥硬验**

金樱子，味酸、涩，性平，归肾、大肠经。具有固精缩尿、涩肠止泻、止血、固脱等功效。用于肾虚遗精、遗尿、小便频数或白浊等；久泻久痢；崩漏、带下、脱肛、子宫脱垂等。现代中医药研究报道：金樱子含鞣质，煎剂对流感病毒 PR8 株抑制作用很强；煎剂对金黄色葡萄球菌、大肠杆菌有很强的抑制作用，对绿脓杆菌也有效；能降血脂，对动脉粥样硬化症有治疗作用；能促进胃液分泌有助消化，但能使肠粘膜收缩，动脉分泌减少，故能止泻。

## 435　覆盆子

**覆盆子甘酸微温　补肾固精缩尿频**
**补肝明目黑须发　雌激素样衍宗临**

覆盆子，味甘、酸，性微温，归肝、肾经。具有补肾固精、缩小便、补肝明目等功效。用于肾虚遗精、阳痿、早泄；小便频数、遗尿；肝肾不足所致的目暗不明等。《别录》：主益气轻身，令发不白。《本草经疏》："覆盆子，其主益气者，言益精气也。肾藏精、肾纳气，精气充足，则身自轻，发不白也。苏恭主补虚续绝，强阴建阳，悦泽肌肤，安和脏腑。甄权主男子肾精虚竭，阴痿，女子食之有子。大阴主安五脏，益颜色，养精气，长发，强志。皆取其益肾添精，甘酸收敛之义耳。"为名"五子衍宗丸"组成药物之一。现代中医药研究报道：覆盆子有雌激素样作用。

# 十七、驱虫药

## 归类歌

驱虫使君苦楝皮　　槟榔南瓜榧芜荑
雷丸贯众鹤草芽　　梅椒百丑榴萹蓄

（使君子　苦楝皮　槟榔　南瓜子　榧子　芜荑　雷丸　贯众　鹤虱　鹤草芽）

他章节中，乌梅、花椒、百部、二丑、石榴皮、萹蓄也有杀虫之功。

# 436　使君子

**使君甘温经胃肠　驱虫儿疳健脾良**
**麻抑排具岁一粒　热茶反应解丁香**

---

使君子，味甘、性温，归脾、胃、大肠经。具有驱虫、健脾等功效。用于蛔虫病及小儿疳积。具备麻醉、抑制、排除作用。用法是打碎入煎剂，或去壳取仁（使君子肉）炒熟嚼食，用于小儿，亦有以一岁一粒计算，最多不超过 20 粒。用量过大或与热茶同服，有时会出现呃逆、呕吐、眩晕等反应，一般在停药后即可缓解，亦可用丁香泡汤频饮以解之。

# 437　苦楝皮

**苦楝皮苦寒毒详　麻杀蛔蛲钩滴强**
**清热燥湿真菌疮　脾胃肠脏损血伤**

---

苦楝皮，味苦、性寒，归脾、胃、大肠经。具有杀虫、清热燥湿等功效。用于蛔虫病、蛲虫病、钩虫病、阴道滴虫病；湿疮、头癣等。现代中医药研究报道：苦楝皮能麻痹蛔虫以致死亡，起作用慢而持久，有效成分为川楝素及中性树脂。但动物实验表明，过量服用川楝素能引起脾胃肠肺等内脏出血，甚至死亡。大剂量，可引起肝细胞肿胀变形，肝窦极度狭窄，血清谷丙转氨酶及谷草转氨酶有不同程度的升高，但为可逆性的。

临床也有服用过量引起肝损害、肝脏肿大的报道。苦楝皮对皮肤真菌有抑制作用。

## 438　槟榔（大腹皮）

槟榔辛瘫绦蛲蛔　苦破积气濡肠胃
温脾利水寒脚气　腹皮行气胀满水

　　槟榔，味辛、苦，性温，归脾、胃、大肠经。具有驱虫、行气消积、利水、截疟等功效。用于绦虫、姜片虫、蛔虫、蛲虫等多种肠道寄生虫，尤其对猪肉绦虫最有效；食积气滞，脘腹胀痛，嗳腐吞酸，大便不爽或痢疾腹痛，里急后重；水肿实证，腹胀气滞；寒湿脚气，腿足肿痛；疟疾（常与柴胡、常山、草果等同用）。《用药心法》："槟榔，苦以破滞，辛以散邪，专破滞气下行。"现代中医药研究报道：槟榔主要成分为槟榔碱，易溶于水，对猪绦虫有较强的麻痹作用，使全虫各部麻痹瘫痪，而对牛绦虫仅使头部及未成熟节片完全瘫痪，而对中段和后段的孕卵片影响不大。对蛲虫、蛔虫也有麻痹作用。槟榔碱能直接兴奋胆碱能神经节后纤维的末梢器官，促进肠蠕动引起腹泻，但有时会引起胃肠痉挛和剧烈疼痛，并能促进唾液腺及汗腺的分泌。对流感病毒、某些皮肤真菌有抑制作用。

　　槟榔的果皮称"大腹皮"，味辛、性温，有行气消胀、利水消肿等功效，常用于气滞湿阻、脘腹胀满及水肿、脚气等。

# 439 南瓜子

**南瓜子甘温大肠　驱绦虫主合槟榔**
**氨基酸抑血吸虫　驱除蛔蛲效亦良**

　　南瓜子，味甘、性温，归大肠经。具有驱虫的功效。用于绦虫、蛔虫、蛲虫，尤其多用于绦虫，与槟榔同用，可提高疗效。若较长期服用，对血吸虫也有一定效果。现代中医药研究报道：南瓜子能麻痹绦虫，主要作用于绦虫的中段及后段节片，对蛔虫、蛲虫也有驱除作用。南瓜子中的氨基酸能抑制血吸虫幼虫的生长发育，在性发育前期的抑制作用尤为显著，并能杀灭宿主肝内的部分幼虫。

# 440 榧子

**榧子胃肠肺甘平　驱除三虫多种虫**
**脂润通便止燥咳　不伤气血炒嚼灵**

　　榧子，味甘、性平，归胃、大肠、肺经。具有驱虫、润肺、通便的功效。用于蛔虫、绦虫、蛲虫，以及姜片虫等多种肠道寄生虫病。因其含有油脂，兼能润肠通便，以助排出虫体而且无毒，是一味比较有效而又安全的驱虫药，还能治疗肺燥咳嗽。《本草新编》："按榧子杀虫最佳，但从未有用入药者，切片用之至妙，余用入汤剂，虫痛者立时安定，亲试屡验，故敢告

人共用也。凡杀虫之物，多伤气血，惟榧子不然。"可炒熟嚼食，
或入丸、散。

# 441  芜荑

**芜荑辛苦胃肠归　显著杀虫尤猪蛔**
**温脾消积疳泻痢　水浸多种癣菌为**

芜荑，味辛、苦，性温，归脾、胃、大肠经。具有杀虫、
消积的功效。用于蛔虫、绦虫病，尤以杀猪蛔虫作用为显著；
小儿疳积，面黄肌瘦，时有虚热，易惊，大便薄泄，间挟冻垢，
甚至大腹膨胀，配神曲、麦芽、黄连、猪胆汁等同用；疳积泻
痢日久，脾胃受损，配木香、肉豆蔻、诃子等同用。《本经》：
"去三虫，化食。"现代中医药研究报道：芜荑醇浸提取物在
体外对猪蛔虫有显著的杀虫效力。水浸剂对多种皮肤癣菌有不
同程度的抑制作用。

# 442  雷丸

**雷丸白蘑真菌核　苦寒小毒胃肠过**
**杀绦钩虫最适合　碱溶液中作用卓**

雷丸，为白蘑科真菌雷丸的菌核。味苦、性寒，有小毒，归胃、
大肠经。具有杀虫的功效。用于绦虫、钩虫蛔虫的等多种肠道

寄生虫病。对绦虫、钩虫病疗效较好。现代中医药研究报道：
雷丸杀虫的有效成分为雷丸素，是一种蛋白分解酶，能破坏绦
虫、蛔虫的虫体。雷丸素加热则被破坏，在碱性溶液中作用最强，
在酸性溶液中则失效。

## 443　贯众

**贯众苦寒肝脾毒　杀绦蛔抑病毒株**
**清解痄腮斑疮毒　代麦角硷宫血出**

　　贯众，味苦、性微寒，有小毒，归肝、脾经。具有杀虫、
清热解毒、止血等功效。用于蛲虫、绦虫、钩虫、蛔虫等肠道
寄生虫病；热毒疮疡、痄腮、斑疹；鼻衄、便血、崩漏，以及
产后出血过多等，炒炭用。现代中医药研究报道：贯众煎剂对
各型流感病毒及其他病毒株有较强的抑制作用，对流感杆菌、
脑膜炎双球菌、志贺氏和福氏痢疾杆菌也有抑制作用。煎剂及
乙醇提取液能加强子宫收缩，可代替麦角新碱。

## 444　鹤虱

**鹤虱菊科天名精　或伞胡籽野二生**
**小毒脾胃苦辛平　杀蛔蛲绦肠道虫**

　　鹤虱，为菊科多年生草本植物天名精或伞形科二年生植物

野胡萝卜的果实。味苦、辛，性平，归脾、胃、大肠经。具有杀虫的功效。用于蛔虫、蛲虫等肠道寄生虫病。

## 445 鹤草芽

**鹤草芽凉大肠道　苦涩驱杀绦虫药**
**5~6 小时可排掉　外用滴虫有良效**

鹤草芽（龙芽草），味苦、涩，性凉，归大肠经。具有杀虫的功效。用于绦虫，是新发现的驱杀绦虫的有效药物，一般5~6 小时即可排出虫体。局部外用可治阴道滴虫病。

# 十八、催吐药

## 归类歌

涌吐瓜蒂及食盐　常山藜芦加胆矾

（瓜蒂　食盐　常山　藜芦　胆矾）

# 446  瓜蒂

瓜蒂苦寒毒催吐　热痰胃宿黄疸除
保肝抗癌增免疫　葫芦苦素管透疏

瓜蒂，味苦、性寒，有小毒，归胃、肝经。具有清热、涌吐等功效。用于风热痰涎（癫痫），或停在上脘的不化宿食（胃脘胀痛）；研末吹鼻，使鼻流黄水，引导湿热毒邪外出，治疗"黄疸病"。现代中医药研究报道：瓜蒂含苦味成分喷瓜素（葫芦素E）、葫芦素B、α菠菜甾醇。葫芦素内服可刺激胃黏膜感觉神经末梢，发生反射性兴奋呕吐中枢，引发呕吐。瓜蒂还有保肝、抗癌、增强免疫、增加血管通透性等作用。


# 447  食盐

食盐涌吐上脘胀　解毒软坚杀虫痒
维持胞外液渗压　酸碱神经肌肉常

食盐，味咸、性寒，归胃、肾、肺、肝、大肠、小肠经。具有解毒、探吐、软坚散结、杀虫、止痒等功效。用于宿食或痰饮停积胃中（饱和盐汤）；外用清洗溃疡、皮肤、口腔、眼、牙齿等；外敷未溃肿疡、瘰疬痰核等。其对人体的生理作用是：维持细胞外液渗透压；参与酸碱平衡的调节，以及（氯参与）胃酸的形成；维持神经和肌肉的正常兴奋性等。

# 448 常山

**常山辛毒归脾肝　截疟要药间日三**
**苦寒解毒吐痰涎　心脏抑制降压关**

常山，味辛、苦，性寒，有小毒，归肝、脾经。具有催吐、截疟、利湿等功效。用于老痰积饮，胸膈胀满，欲吐不能者；且适用于一切新久疟疾，及疟疾夹湿症。现代中医药研究报道：常山含多种生物碱，甲、乙、丙三种对间日疟、三日疟均有良好抗疟作用；三种生物碱均能降血压。实验结果表明，常山碱的降压作用是由于心脏抑制和内脏血管扩张所致。其催吐作用主要是通过刺激胃肠的迷走神经和神经末梢的反射作用。

**附：蜀漆**

蜀漆，又称甜茶，为常山的苗叶。性味、功效、用量均同常山。

# 449 藜芦

**藜芦苦辛寒有毒　归脾胃肝风痰吐**
**肠癖泻痢杀虫蛊　外用疥癣淋巴属**

藜芦，味苦、辛，性寒，有毒，归脾、胃、肝经。具有很强的催吐功效，还有解毒、杀虫的功效。用于风热及中风的痰涎上涌；痰涎闭塞而成的癫痫；虫积蛊胀、肠癖泻痢、大便脓血；外敷可治疥、癣、秃疮、瘰疬、疮疡等。

# 450 胆矾

胆矾五水硫酸铜　酸寒涌吐风痰壅
祛腐解毒利肝胆　口疮喉牙烂眼风

胆矾，化学名称：五水硫酸铜。味酸、性寒，有毒，归肝、胆经。《药品化义》："入肝、胆二经。"具有涌吐（醋汤调下）、祛腐、解毒等功效。用于风热痰涎壅塞、误食毒物、癫痫；治风痰壅塞，喉痹，癫痫，牙疳，口疮，烂弦风眼，痔疮，肿毒。《本草纲目》："石胆，其性收敛上行，能涌风热痰涎，发散风木相火，又能杀虫，故治咽喉口齿疮毒有奇功也。"现代中医药研究报道：胆矾内服刺激胃黏膜引起反射性呕吐。

# 十九、外用药

## 归类歌

外用砒石轻升铅　银朱硫雄硼矾铅
蛇床蜂房僧炉甘　斑蝥红娘守宫蟾
芙蓉木槿大枫子　松香樟脑儿茶蒜
硇砂石灰人中白　老虎脚迹草马钱

（砒石　轻粉　升药　铅丹　水银　银朱　硫黄　雄黄　硼砂　明矾　寒水石　蛇床子　蜂房　密陀僧　炉甘石　斑蝥　红娘子　守宫　蟾蜍　蟾酥　蟾皮　芙蓉叶　木槿皮　大枫子　松香　樟脑　儿茶　大蒜　硇砂　石灰　人中白　毛茛　马钱子）

# 451 砒石

砒石辛酸大毒热　　蚀疮去腐痰疟卓
见血不用酒不得　　二巯绿豆或没辙

　　砒石，味辛、酸，性大热，有大毒，归肺、胃经。具有蚀疮去腐、截痰平喘、截疟等功效。用于痈疽瘰疬溃久成瘘管或腐肉不脱，及走马牙疳等。现代中医药研究报道：砒石中含有三氧化二砷，有剧毒，使用时特须谨慎。外用亦不宜过多，以防吸收引起中毒。中毒可见呕吐、淘米泔水样腹泻、蛋白尿、血尿、眩晕、头痛、紫绀、晕厥、昏睡、惊厥、麻痹以致死亡，严重者可迅速虚脱惊厥麻痹而死亡。解救方法除及时用二巯基丙醇外，并可用绿豆、防风等煎汤内服解毒。《本草纲目》："除齁喘，积痢，烂肉，蚀瘀腐瘰疬，蚀痈疽败肉，枯痔杀虫。""若得酒及烧酒则腐烂肠胃，顷刻杀人，虽绿豆冷水亦难解矣……凡头疮及诸疮见血者不可用此，其毒入经必杀人也。"

# 452 轻粉

轻粉甘汞毒扫盆　　辛寒解毒虫水淫
逐水通便肺大肠　　过量引起急炎肾

　　轻粉，为水银、明矾、食盐等用升华法制成的氯化亚汞，也叫甘汞，中药别名：扫盆。味辛、性寒，有毒，归肺、肾、大肠经。具有杀虫解毒、逐水通便等功效。用于疥癣、恶疮、湿疮瘙痒流滋水；腹水、水肿正气未衰二便不利者。现代中医药研究报道：轻粉水浸剂1：3对皮肤真菌有抑制作用。轻粉内服至肠变成可溶性汞盐，能刺激肠壁，增加其反射性蠕动，并能促进肠液分泌而有泻下作用。本品经肾脏排泄，刺激肾脏而促进排尿，过量能引起急性肾炎。

# 453　升药

**升药大毒氧化汞　红黄升丹三仙名**
**九一五五石膏掺　拔毒祛腐又排脓**

　　升药，为水银、火硝、明矾各等分混合升华而成，主要含氧化汞。红色者称红升，黄色者称黄升。性味：有大毒。具有去腐排脓拔毒的功效。用于痈疽溃后脓出不畅，或腐肉不去，新肉难生，常配煅石膏研末掺于局部。石膏与升药的比例：9：1者称九一丹，拔毒力较轻；1：1者称五五丹，拔毒力较强。可根据病情需要选用。如遇溃久成瘘管者，可用少量升药黏附于纸捻上插入瘘管。

# 454　铅丹

**铅丹黄广桃樟丹　拔毒生肌辛毒寒**
**直接杀灭细菌虫　疮疡多脓皮湿粘**

铅丹，别名：黄丹、广丹、桃丹、樟丹。味辛、性微寒，有毒。具有拔毒生肌、杀虫止痒等功效。用于疮疡多脓及皮肤湿疮。现代中医药研究报道：铅丹能直接杀灭细菌、寄生虫，并有制止黏液分泌的作用。

## 455　水银

**水银活宝阴之精　消毒杀虫梅癣清**
**原生质毒解巯基　心肝肾损升汞生**

水银，别名有"活宝"之称（《药材资料汇编》）。《本草纲目》："水银，乃至阴之精……。"具有杀虫、攻毒等功效。用于梅毒、疥癣、恶疮、痔瘘等。现代中医药研究报道：水银(汞)的化合物有消毒、泻下、利尿作用，现已不用或罕用。吞食水银的人，可引起立即死亡。水银为一种原生质毒，能和病原微生物呼吸酶中的硫氢基结合而抑制其活力，最后使其窒息而致死。汞剂对消化道有腐蚀作用，对肾脏，毛细血管均有损害作用。急性中毒多半由误服升汞引起，有消化道腐蚀所致的症状，吸收后产生肾脏损害而致尿闭和毛细血管损害而引起血浆损失，甚至发生休克。早期应用二巯丙醇及其他对症措施，多数有效。

## 456　银朱

**银珠人工硫化汞　辛温有毒燥痰虫**
**疥癣恶疮痧气疼　烂龈挛筋轻粉同**

---

银朱（灵砂、心红、猩红、水华朱、紫粉霜），为人工制成的赤色硫化汞，味辛、性温，具有燥湿化痰、攻毒杀虫等功效。用于疮疡、疥癣、恶疮、丹痧气、梅毒、齿龈溃烂、筋挛等。研末调敷，或入丸散服，不能水煎。治疗范围基本与轻粉相同。

## 457　硫黄

**硫磺别名石硫磺　酸温有毒归肾脏**
**外用杀虫软表皮　内服缓泻助肾阳**

---

硫磺，别名：石硫磺。味酸、性温，有毒，归肾经。具有外用杀虫止痒、软化角质，内服补火助阳、缓泻通便等功效。用于疥癣、湿疮；命门火衰、下元虚冷诸证。如阳痿、小便频数、腰膝冷痛；老年虚冷便秘等。

## 458 雄黄

雄黄精腰硫化砷　辛温有毒肝胃心
解疔疮痰疟蛇毒　杀虫真菌煅砒分

雄黄，别名：精黄、腰黄。主要含硫化砷。味辛、性温，有毒，归心、肝、胃经。具有解毒、杀虫、劫痰、截疟等功效。用于疮痈疔毒、毒蛇咬伤、疥癣、疟疾等。《本草纲目》："雄黄乃杀虫要药也。"现代中医药研究报道：雄黄对真菌有抑制作用。雄黄煅烧后硫化砷分解为剧毒的三氧化二砷（砒霜），故忌用火煅。

## 459 硼砂

硼砂月石甘咸凉　肺胃痰黄咳不爽
外用解毒烂腐防　四硼酸钠抑菌长

硼砂，别名：月石。味甘、咸，性凉，归肺、胃经。具有外用解毒防腐，内服清热化痰等功效。用于热痰咳嗽，痰黄黏稠，咳吐不利；咽喉肿痛、口舌糜烂、目赤肿痛及疮疡（加水化为溶液外洗或配入吹喉药、点眼药中应用）等。现代中医药研究报道：硼砂主要成分为四硼酸钠。硼砂对皮肤黏膜有收敛保护作用和抑制某些细菌生长的作用。内服能刺激胃液分泌，至肠吸收后由尿排出，能促进尿液分泌和防止泌尿道炎症。

## 460　明矾（白矾）

明矾硫酸钾铝酸　收湿止痒滋水安
寒化风痰涌吐涎　涩止血泻肺脾肝

　　明矾（白矾、矾石），主要含硫酸钾铝。味酸、涩，性寒，归肺、脾、肝经。具有收湿止痒，内服化痰，收涩等功效。用于湿疮瘙痒滋水，疥癣及聤耳（中耳炎）流脓（化水洗）；内痔及混合痔（15% 或 18% 注射液注射入痔核）；癫痫、狂躁、风痰眩晕；痰涎壅盛，咽中声如拉锯（涌吐用）；咯血、便血、崩漏及外伤出血；久泻；久痢；白带等。

## 461　寒水石

寒水石寒硫酸钙　辛咸心胃肾经在
热病烦渴肿尿塞　口疮丹毒烫伤外

　　寒水石，主要成分为硫酸钙。味辛、咸，性寒，归心、胃、肾经。具有清热降火、利尿窍、消水肿等功效。用于时行热病、壮热烦渴、咽喉肿痛、水肿、尿闭、口舌生疮、痈疽、丹毒、烫伤等。

## 462 蛇床子

**蛇床子辛苦温肾　杀虫止痒滴虫阴**
**流感新城病毒抑　类性激素男女温**

---

蛇床子，味辛、苦，性温，归肾经。具有杀虫止痒、温肾壮阳等功效。用于湿疮瘙痒及女子带下阴痒（如滴虫性阴道炎）；肾虚阳痿及女子不孕等。现代中医药研究报道：蛇床子有类似性激素作用，并能抑制流感病毒和新城病毒。

## 463 蜂房

**蜂房肝肾性甘平　解毒消肿祛风疼**
**乳痈癌疽瘰顽癣　风疹龋齿促血凝**

---

蜂房，别名：露蜂房。味甘、性平，有毒，归肝、胃经。具有解毒消肿、祛风止痛等功效。用于痈疽（乳痈、阴疽为多用）、瘰疬、疮癣等，可煎水外洗或研末外用，亦可用丸、散内服。近代适用于乳癌、食道癌、胃癌、鼻咽癌等癌肿。还用于风湿痹痛、风疹块，可配养血、祛风药。此外煎汤漱口可治龋齿疼痛。现代中医药研究报道：蜂房有促进血凝作用。

## 464 密陀僧

陀僧炉底氧化铅　咸辛平毒入脾肝
燥湿杀虫收腐烂　肿毒狐臭疥癣斑

---

密陀僧，别名：炉底。主要成分为氧化铅。味咸、辛、性平，有毒，归脾、肝经。具有燥湿、杀虫、收敛、防腐、解毒等功效。用于湿疮、酒渣鼻、疥癣、汗斑、狐臭、疮疡溃烂久不收口、烧伤、黑干（黯）等。

## 465 炉甘石

炉甘石甘平肝脾　解毒明目去翳
收湿敛疮脓水漓　碳酸锌煅吸分泌

---

炉甘石，味甘、性平，归肝、脾经。具有解毒、明目去翳、收湿敛疮等功效。用于目赤、目翳、翼状胬肉；皮肤湿疮流滋水，或疮疡溃而不敛、脓水淋漓等。现代中医药研究报道：炉甘石主要含碳酸锌，煅烧后为氧化锌。炉甘石能部分溶解并吸收创面分泌液，呈收敛、保护作用。

## 466 斑蝥

斑蝥辛寒毒胃肝　攻毒蚀疮瘰顽癣
破癥散结碎肿瘤　皮肤吸收血尿险

---

斑蝥，味辛、性寒，有毒，归肝、胃经。具有汞毒蚀疮、内服破癥散结等功效。用于瘰疬瘘疮、顽癣、癥瘕积聚；近代用治肿瘤，如复方斑蝥素片治普通原发型肝癌前期有一定疗效，能改善症状，延长生存时间；狂犬病（内服）。现代中医药研究报道：斑蝥有毒，对皮肤有强烈的刺激性，能引起皮肤发泡，甚至有腐蚀作用。斑蝥素经皮肤吸收后，可引起肾炎、膀胱炎、呕吐、头痛、高血压等。因此，外用是涂敷面积不宜过大。内服时尤须注意，用量过大，可引起血尿甚至造成死亡。斑蝥毒素 30 毫克即可致成人死亡。

## 467 红娘子

红娘子含斑蝥素　心肝胆苦辛平毒
破瘀散结攻疮毒　狂犬瘰疬横痃毒

---

红娘子，含斑蝥素。味苦、辛，性平，有毒，归心、肝、胆经。具有破瘀、散结、攻毒等功效。用于血瘀经闭、不孕、瘰疬、腰痛、疮癣、狂犬咬伤、横痃便毒。

## 468　守宫

守宫咸寒毒壁虎　　解毒散结瘰癌除
息风定惊破伤瘫　　历节神衰蝎螯毒

　　守宫，别名：壁虎。味咸、性寒，有小毒。具有解毒散结、息风定惊等功效。用于瘰疬；癌肿；惊风、破伤风及中风瘫痪；风湿痹痛等。《本草纲目》：治中风瘫痪，手足不举或疬节风痛，及风痰惊痫，小儿疳痢，血积成痞，历风瘰疬；解蝎螯毒。现代中医药研究报道：守宫有催眠、安神作用，用于神经衰弱等。

## 469　蟾蜍

蟾蜍归心温毒腥　　干消疳疮皮凉痈
嗜酸白血癌瘤肿　　胆入肝镇咳喘功

　　据上海科技出版社全国高等医药院校试用教材《中医学》载：蟾蜍，味腥、温，有毒。归心经，具有解毒、止痛、开窍等功效。干蟾的生药性状，体形较中华大蟾蜍为小，腹部无黑斑，干有解毒散肿之功，主治痈肿疮毒、小儿疳积等，近年也有用于治疗胃癌的。中国民间中医医药研究开发协会 编《癌症独特秘方》中载："蟾皮性味腥、凉、微毒，功能解毒、利水、消胀、主治各种肿癌"。华夏出版社《中华医药全典》中载："蟾衣毒较轻，主要用于疮痈肿毒及小儿疳积，现代常用治肿瘤"。

远方出版社《中草药大全》中介绍，蟾衣可治恶性肿瘤、肝炎（对乙肝大三阳、小三阳可转阴）、肝腹水、白血病、淋巴瘤、子宫肌瘤等，抗感冒病毒、抗带状疱疹，还能迅速有效地增强体质和提高免疫功能，促进人体代谢自然平衡。

《中西医结合》指出治疗白血病：用重125克以上的蟾蜍15只，去内脏后洗净，加黄酒1500毫升，隔水煮沸2小时后过滤，每服15～30毫升，每日3次，饭后服，症状缓解后减量维持。除支持疗法外不配合任何药物，治疗32例白血病，完全缓解率25%，总缓解率75%。用干蟾粉1克，每日3次，小儿减半，配合紫金丹。泼尼松内服，治疗13例嗜酸性粒细胞增多症，临床治愈7例，用药后多数在10天内嗜酸性粒细胞开始下降。

# 470　蟾酥

**蟾酥甘辛温大毒　解毒消肿麻局部**
**辟秽开窍醒心胃　升压抗炎喷催吐**

蟾酥，味甘、辛，性温，有大毒，归心、胃经。具有解毒消肿、辟秽开窍等功效。用于痈疽疮肿；咽喉肿痛；夏令秽浊吐泻、昏迷不醒等。现代中医药研究报道：蟾酥主含蟾蜍二烯醇化合物，包括蟾毒配质及蟾蜍毒素，具有强心、升压、抗炎作用，蟾毒配质还有较强的麻醉作用。最近科研人员发现蟾衣还有抗肿瘤、抗病毒等多种神奇功能，可用于治疗多种恶性肿瘤、肝炎、带状疱疹、肝腹水、肾病、乳腺增生、子宫肌瘤等疑难杂症。刺激胃肠道（催吐）及皮肤黏膜的局部麻醉作用。

外用药

325

# 471　芙蓉叶

**芙蓉锦葵木芙蓉　叶苦微辛性凉平**
**清热解毒消肿脓　肺热咳嗽烫伤灵**

芙蓉叶，为锦葵科植物木芙蓉的叶。味苦、微辛，性平，归肺经。具有清热解毒，消肿排脓等功效。用于痈肿疔疮、肺热咳嗽、烫伤等。

# 472　木槿皮

**木槿川槿锦葵科　甘平杀虫利湿浊**
**痢疾白带阴囊癣　醋浸松根土槿合**

木槿皮，别名：川槿皮。是锦葵科植物木槿的茎皮。味甘、性平，归大肠、肝、脾经。具有杀虫、利湿、止痒的功效。用于皮肤疥癣、痢疾、白带、阴囊湿疹等，常以醋浸泡外用。松柏科金钱松的根皮称为土槿皮，功用与木槿皮相同。

# 473 大枫子

**大枫子油辛热类　入肝脾胃麻风内**
**风湿虫疥梅毒癣　杆菌比酚强百倍**

大枫子，味辛、性热，有毒，归肝、脾、胃经。具有祛风燥湿、攻毒杀虫的功效。内服主要用于麻风。外用主要用于疥癣、梅毒等。现代中医药研究报道：大枫子油及其脂肪酸钠对结核杆菌及其他抗酸杆菌的抗菌作用比酚强100倍以上，对其他细菌则不敏感。

# 474 松香

**松香甘苦温肝脾　祛风燥湿风湿痹**
**排脓拔毒痛生肌　疥癣秃疮止血亦**

松香，味甘、苦，性温，归肝、脾经。具有祛风燥湿、生肌止痛、杀虫等功效。用于风湿痹痛；痈肿已溃未溃均可、疥癣、恶疮、秃疮；外伤出血等。

## 475　樟脑

樟脑辛热除湿虫　温散心脾止痒痛
开窍辟秽祛痰风　兴中枢外止痒痛

樟脑，味辛、性热，归心、脾经。具有除湿杀虫、消肿止痛、开窍辟秽等功效。用于疥癣、跌打损伤、瘀血疼痛、卒然昏倒、神志昏迷等。现代中医药研究报道：樟脑能防腐（辟浊）、兴奋中枢神经，外擦剂有止痒、镇痛作用。

## 476　儿茶

儿茶寒苦涩湿疮　保肝抗凝清肺当
降肾上腺降压糖　抗生止泻理血伤

儿茶，味苦、涩，性寒，归肝、肺经。具有收湿敛疮、理血等功效。用于疮疡多脓汁滋水或久不收口；外用外伤出血，内服治吐血、便血等。现代中医药研究报道：儿茶有保肝、利胆、抑制血小板凝聚而抗凝血、抑制肠道运动止泻、降血压、降血糖、抗病原微生物等作用。

# 477　大蒜

**大蒜辛温紫皮佳　真杆金钩蛲滴杀**
**消深痈肿急阑尾　解毒痢疾阿米巴**

---

大蒜，为百合科多年生植物大蒜的鳞茎，以紫皮者为佳。味辛、性温，归脾、胃、肺经。具有杀虫、解毒、消痈肿等功效。用于蛲虫病、钩虫病、头癣、泄泻、痢疾、感冒、扁桃体炎、百日咳、流行性感冒、流行性脑脊髓膜炎、肺结核、深部脓肿初起、急性阑尾炎等。现代中医药研究报道：大蒜含大蒜辣素。对痢疾杆菌、大肠杆菌、金黄色葡萄球菌、枯草杆菌有较强的抑制作用，并有抗真菌、杀灭阴道滴虫等作用。大蒜辣素受热易破坏，故宜生用。

# 478　硇砂

**硇砂苦咸辛温毒　外治痈肿恶疮胬**
**内服肝脾胃瘀结　软坚消积化痰吐**

---

硇砂，味咸、辛，性温，有毒，归肝、脾、胃经。具有破瘀散结、软坚消积等功效。外用治痈肿、恶疮胬肉，内服治癥瘕痃癖、噎膈反胃、痰饮、瘰疬、喉痹、经闭、目翳等。现代中医药研究报道：白硇砂含氯化铵；紫硇砂主要含氯化钠。内服用于治疗食道癌（噎膈）。

## 479　石灰

**石灰有毒辛温燥　湿疮疥癣杀虫药**
**止血定痛蚀胬烫烧　内止泻痢崩脱效**

---

石灰，石灰石烧制而成。味辛，性温、燥，有毒。具有燥湿解毒、杀虫、止血、定痛、蚀胬等功效。外用于烫伤、湿疮、疥癣、外伤出血、胬肉、赘疣；内服用于泄泻、痢疾、崩漏、脱肛等。

## 480　人中白

**人中白咸性寒凉　肺肝三焦和膀胱**
**清热解毒用口腔　止血诸湿烂烫伤**

---

人中白，味咸、性寒，归肺、肝、三焦、膀胱经。具有清热解毒、降火止血等功效。用于咽喉肿痛、口疮、牙疳、吐血、衄血、诸疮湿烂、烫火伤等。

## 481　毛茛

**毛茛老虎脚迹草　辛温有毒发泡疗**
**哮喘痹痛疟黄疸　杀蛆孑予组胺调**

毛茛，别名：老虎脚迹草。味辛、性温，有毒。具有发泡、杀蛆、杀孑孓等功效。用于哮喘，于大椎、膻中、肺俞、内关等穴，任选一穴敷使发泡；痹痛，深部脓肿，敷于发病部；疟疾，疟发前敷大椎、内关穴；黄疸型传染性肝炎，敷内关或列缺穴；蛆、孑孓，用全草捣烂撒粪坑或滋生孑孓的池塘内。现代中医药研究报道：毛茛有强烈的刺激作用，与皮肤接触可引起炎症及水泡，内服可引起剧烈胃肠炎和中毒症状。发生刺激作用的成分为原白头翁素。动物实验证明原白头翁素有抗组织胺作用。

## 482　马钱子

**马钱子番凹陷形　苦寒大毒归肝经**
**通络消肿风湿疼　士的宁脊神经兴**

马钱子，别名：番木鳖。形状一面中心凹陷【这是与木鳖子（土木鳖、方八）平圆板状、中间稍隆起的区别】。味苦、性寒，有剧毒，归肝经。具有通经络、消结肿、止疼痛等功效。用于风湿痹痛、筋脉拘挛、肢体瘫痪、跌打损伤及阴疽等，近来用于治小儿麻痹后期肢体瘫痪，以及食道癌、胃癌、直肠癌、肺癌等多种恶性肿瘤。现代中医药研究报道：番木鳖主要含番木鳖碱（士的宁），有兴奋脊髓神经作用，过量中毒时主要出现强直性痉挛。

# 附歌

十八反歌　十九畏歌　妊娠忌服歌　引经药歌

## 十八反（张子和《儒门事亲》）

本草明言十八反　　半蒌贝蔹芨攻乌，
藻戟遂芫俱战草　　诸参辛芍叛藜芦。

十八反列述了三组相反药，分别：乌头（川乌、附子、草乌）反半夏、瓜蒌（全瓜蒌、瓜蒌皮、瓜蒌仁、天花粉）、贝母（川贝、浙贝）、白蔹、白芨；甘草反甘遂、京大戟、海藻、芫花；藜芦反人参、南沙参、丹参、玄参、苦参、细辛、芍药（赤芍、白芍）。

此后的《本草纲目》及《药鉴》等书所记，略有出入，但不如十八反。

## 十九畏（刘纯《医经小学》）

硫黄原是火中精，朴硝一见便相争。
水银莫与砒霜见，狼毒最怕密陀僧。
巴豆性烈最为上，偏与牵牛不顺情。
丁香莫与郁金见，牙硝难合京三棱。
川乌草乌不顺犀，人参最怕五灵脂。
官桂善能调冷气，若逢石脂便相欺。
大凡修合看顺逆，炮燀炙煿莫相依。

硫黄畏朴硝，水银畏砒霜，狼毒畏密陀僧，巴豆畏牵牛，丁香畏郁金，川乌、草乌畏犀角，牙硝畏三棱，人参畏五灵脂，官桂畏石脂。

《神农本草经·序例》指出"勿用相恶、相反者"，"若有毒宜制，可用相畏、相杀者尔，勿合用也"。自宋代以后，将"相畏"关系也列为配伍禁忌，与"相恶"混淆不清。因此，"十九畏"的概念，与"配伍"一节中所谈的"七情"之一的"相畏"，含义并不相同。

## 妊娠忌服（元代李杲）

蚖斑水蛭及虻虫，乌头附子配天雄，
野葛水银并巴豆，牛膝薏苡与蜈蚣，
三棱芫花代赭麝，大戟蝉蜕黄雌雄，
牙硝芒硝牡丹桂，槐花牵牛皂角同，
半夏南星与通草，瞿麦干姜桃仁通，
硇砂干漆蟹爪甲，地胆茅根都失中。

**总结的禁忌中药可分为大三类：**

（1）绝对禁用的剧毒药：芫青（青娘虫）、斑蝥、天雄、乌头、附子、野葛、水银、巴豆、芫花、大戟、硇砂、地胆、红砒、白砒。

（2）禁用的有毒药：水蛭、虻虫、蜈蚣、雄黄、雌黄、牵牛子、干漆、鳖爪甲、麝香。

（3）慎用药：茅根、木通、瞿麦、通草、薏苡仁、代赭石、芒硝、牙硝、朴硝、桃仁、牡丹皮、三棱、牛膝、干姜、肉桂、生半夏、皂角、生南星、槐花、蝉蜕等。

另外，人们在实践中还发现下列中药也是孕妇应慎用的：瓜蒂、藜芦、胆矾、郁李仁、蜂蜜、甘遂、赤芍、全蝎、枳实、红花、五灵脂、没药、雪上一枝蒿、莪术、商陆、当归、川芎、丹参、益母草、桃红、血竭、穿山甲、泽兰、乳香、毛冬草、吴茱萸、砂仁、豆蔻、厚朴、木香、枳壳、金铃子、黄连、栀子、龙胆草、山豆根、大青叶、板蓝根、苦参、丹皮、生地、玄参、紫草、犀角、茅根、槐花、川乌、草乌、延胡索、细辛、白芍、白芷、甘草、酸枣仁、海龙、海马、芦荟、洋金花、天南星、太子参、王不留行、硫黄、樟脑、玄明粉、蟾酥、蜣螂、土鳖虫、红娘云、阿魏、猪牙皂、路路通、八月木、柴胡、天仙子、马鞭草、白附子、麻黄、冬葵子、蓖麻油、番泻叶等。

# 引经药歌（汤铁强）

## 太阳小肠柏藁本　膀胱羌活一味任

手太阳小肠经　足太阳膀胱经

小肠——黄柏、藁本；膀胱——羌活

## 阳明升麻石膏共　手葛足芷分别用

手阳明大肠经　足阳明胃经

共用——升麻、石膏；大肠——葛根；胃——白芷

## 少阳青皮与柴胡　上翘骨中青下附

手少阳三焦经　足少阳胆经

共用——青皮、柴胡；上焦——连翘；中焦——青皮；

下焦——附子

## 太阴肺桂白芷葱　脾苍白芍共用升

手太阴肺经　足太阴脾经

肺——桂枝、白芷、葱白；脾——苍术、白芍；

共用——升麻

## 少阴共用乃细辛　心连肾独知母亲

手少阴心经　足少阴肾经

共用——细辛；心——黄连；肾——独活、知母

## 厥阴柴胡丹皮同　肝又青皮吴萸芎

手厥阴心包经　足厥阴肝经

共用——柴胡、丹皮；肝——青皮、吴萸、川芎

# 药名索引

## 四画

## 五画

六画

## 七画

## 八画

## 九画

新编七言归类药性歌括解

## 十画

新编七言归类药性歌括解

# 十一画

新编七言归类药性歌括解